心不全管理をアートする

脚本はどう作るのか

北里大学北里研究所病院
循環器内科 教授

猪又孝元

MEDICAL VIEW

本書では、厳密な指示・副作用・投薬スケジュール等について記載されていますが、これらは変更される可能性があります。本書で言及されている薬品については、製品に添付されている製造者による情報を十分にご参照ください。

Writing a Script for Heart Failure Management
(ISBN978-4-7583-1444-2 C3047)

Author：Takayuki Inomata

2017. 10. 1　1st ed

Medical View Co., Ltd.
2-30 Ichigayahonmuracho, Shinjukuku, Tokyo, 162-0845, Japan
E-mail　ed@medicalview.co.jp

はじめに

心不全診療の現場で囁かれる代表的な意見です。

心不全には、とりあえずラシックスさえ打てばよい　との声もあります。

心不全治療は難しい　との声を聞きます。

●心不全治療はなぜ難しいのか？

群盲象を撫でるという格言があります。触れた場所によって全体像のイメージが変わるように、自分がかかわる部分だけに固執して、全体像が見渡せないたとえです。限局された領域の匠が最高なパフォーマンスを展開しても、ときに全体の成功をつかめないのが心不全管理の特徴です。心臓カテーテル診療の急速な発展は、循環器領域に多くの恩恵をもたらしました。その過程で、1点介入治療が突出し、一部に「木を見て森を見ず」、さらには、「森どころか、木も分からず、葉っぱしか見ようとしない」風潮も生み出しました。ときに「神の手」と称される部品医療の弊害です。

心不全という言葉一つには、多くの意味が含まれています。急性と慢性の理解から始まり、先制医療や終末期医療にも目配せが必要です。一方で、原因疾患を同定し、介入することも重要な心不全治療の一部です。一人の患者を前にして、心不全診療では縦横無尽に管理を組み立てる余地があるのです。各治療パーツがもつ重みや意義を正確に把握し、適材適所でパズルを組み立てる作業、すなわち、脚本書きこそが心不全管理の醍醐味です。心不全治療が難しく感じてしまうのは、単に脚本書きに慣れていないだけです。

●この本で私が伝えたいこと

心不全に関する書籍はあふれかえっています。そのほとんどが、索引を引き、必要部分だけ断片的に読み取れる構成です。確かに、1点介入治療では有効です。しかし、そのような心不全本ではすべてを読み切っても、実際にどう診療すべきかのイメージが湧かないと聞きます。書籍の記載が部品化し、心不全管理の脚本を書く視点を欠いているからです。

本書は、常に現場に立つ私が、多種多様な患者に対峙し、日ごろどのように心不全管理の脚本を書いているのか、まるで読み物をなぞるように一気に書き下ろしました。必要な部分だけを検索することもできますが、むしろ一気に読み切ることで、心不全管理のレベルが上がる一冊として手にとってください。そして、心不全管理に行き詰まったときもまた、戦略を大きく展開するきっかけを作ってくれるでしょう。つまり、あなたもこの本で、新たな心不全脚本家に仲間入りできるはずです。

●「心不全管理をアートする」をどう読むのか？

心不全治療の道具や介入の種類は増えましたが、結果として全体像が見えにくくなりました。脚本書きは、病態や管理の全体像をイメージすることから始まります。心不全の病態は分子レベルで明かされつつありますが、多くの教科書ではこの記述の部分で早くも挫折してしまいます。

第一章では、心不全の**病態**を治療の視点から解き明かしながら、状況に応じた治療の**組み立て方**を学びます。

適切な治療は、適切な診断に基づきます。心ポンプ異常により生ずる生体現象は、うっ血と低心拍出の2つしかありません。第二章では**うっ血**を、第三章では**低心拍出**を考えます。心不全徴候の大部分を占めるうっ血は、専門医のみならず、医療スタッフ、さらには、巷の誰もが見立てられる診断法が重要です。一方、低心拍出への対策は、重症心不全管理の主軸です。バランスを意識した治療とは何か、ときには、治療の限界を知る必要もあります。第四章では、その際に用いる**心不全基本薬の使い方**を伝授します。重症心不全ほど、クスリを使う際のイメージ作りが大切です。

心不全管理の多くは、点での治療では太刀打ちできず、線や面での管理が必要です。第五章で触れる**線の管理**とは、**時間軸で考える治療戦略**です。「先を読む」「先手を打つ」ために、具体的にどうすればよいかを述べます。加えて、第六章で原因疾患への介入に触れ、**面での管理**が完成します。そのうえで、管理を有効に進める**システム作り**を第七章で述べていきます。医療スタッフのみならず、患者や家族をいかに上手に味方に付けるかが大切です。

なお、脚本書きに必要なイメージ作りを主軸とした読本ですが、巻末に学術的な資料を補填しました。また、本文の説明に即した症例も提示しましたので、具体的な脚本作りを感じていただければと思います。

北里大学北里研究所病院
循環器内科 教授

猪又 孝元

心不全管理をアートする
脚本はどう作るのか

目次

第三章 低心拍出―重症心不全に立ち向かう―

第四章 治療ツールを使いこなす

第五章 予後を見据える

第六章 原因治療を忘れるな

第一章
治療から心不全を理解する

1　ＥＢＭが心不全の考え方を変えた

●まずは結果ありきの治療法へ

エビデンスに基づいた治療、ＥＢＭという言葉が一般化して久しくなります。実はこのＥＢＭの普及には、心不全治療の変遷が大きくかかわりました。ターニングポイントは、１９８０年代後半に行われたCONSENSUS試験（文献1）です。

当時、同じだけ血管を拡げれば、同じだけ心臓の負担が取れ、同じだけ心不全治療に有効だと考えられていました。しかし、多くの血管拡張薬のなかで、カルシウム拮抗薬でもない、α遮断薬でもない、なぜかＡＣＥ阻害薬だけが慢性心不全の予後を改善させ、多くの研究者を驚かせました。同じだけ血管を拡げても、クスリによって心臓への影響が異なり、心不全に対する有効性も異なることがわかりました。慢性心不全では「血管拡張薬」とのくくりで考えるべきではなくなりました。

クスリの開発では、まず有効性をもたらす仮説を立て、次に試験管や動物実験を行い、そのうえでヒトでの臨床研究で有効性が確認された場合にはじめて市場へ出回ります。しかし、このCONSENSUS試験の結果を受けて、理屈はどうであれ、まずヒトでの臨床試験を行い、良い結果が出たら、その後に理屈づけを行う、という逆の開発の流れが加わりました。もちろん、好ましくない結果が出たらそれでおしまい、そのクスリは闇に葬られてしまいます。まずは結果ありきの時代に突入したのです。今では常識化した心不全の病態形成におけるレニン・アンジオテンシン・アルドステロン系も、CONSENSUS試験の結果を受け、あわてて基礎研究が立ち上がった感すらあります。

いずれにせよ、エビデンスに基づいた治療選択が心不全管理を大きく変えました。

●常識が非常識に変わる時代

同じころ、これまで常識とされていたことが非常識に変わった大きな変化がもう一つありました。通常、心機能を規定する因子として、血管拡張作用以上に重要視されていたのが心収縮能（心ポンプの働き）でした。

「患者に苦しみをもたらす心不全は、心ポンプの働きが低下するために起こる。だから、ポンプの働きを良くする治療こそが、心不全患者に幸せをもたらす最善の治療である」

と、誰もが疑いませんでした。強心薬の研究と開発に、みんながしのぎを削っていました。しかし、失われた心ポンプ機能を回復させるために心不全の急性期に大活躍した強心薬、言うなれば命の恩人のクスリであっても、その後延々と使い続けるとむしろ早死にしてしまう―PDE3阻害薬ミルリノンを用いたPROMISE試験（文献2）などの臨床研究の結果が発表され、現場は大混乱に陥りました。なぜなら、医師はそれまで命の恩人たるクスリを、何の疑いもなく自信をもって使い続け、患者も支えるご家族もそれをありがたいことと感謝していたからです。現場では実感しえない、経験ではものが言えない「予後の改善」という新たな治療の方向性が生まれたのです。「正しい医療行為とは何か」の判断には、新たな広い視野と知識が必要であり、医者になりたての私が「しっかり勉強しよう」と肝に銘じた瞬間でした。これが常識が非常識に変わった瞬間で、だからこそ心不全管理は難しいのですが、そこをこれから順序立てて整理していきます。

2 目に見える治療、目に見えない治療

●総論を重視する心不全管理

心不全の診療では、検査や薬剤などの道具（各論）と、それらをいつ・どうやって使うか（総論・脚本書き）の二つを考える必要があります。

医師は苦しむ心不全患者を目の前にして、どう治療を組み立てるかの前に、さしあたり使う道具立てだけが頭に浮かぶことが多いようです。ところが、治療に使う道具は今や数え切れないほど存在し、役割も多様です。心不全管理では、ある道具にいくら長けていても、よい心不全管理につながるとは限りません。たくさんある道具を交通整理したうえで、俯瞰的に値踏みすることが管理の第一歩であり、結果的に病態の理解にも通じます。各論の前に総論が大切であり、これが「脚本を書く」という本書のテーマです。

●心不全治療は二つに大きく分けられる

巻末資料p.92「今どきの心不全治療のすみ分け」

現在の心不全治療は、大きく二つに分けられます。一つは「目に見える治療」、もう一つは「目に見えない治療」です。まずこの異なる二つの治療標的を理解しましょう。

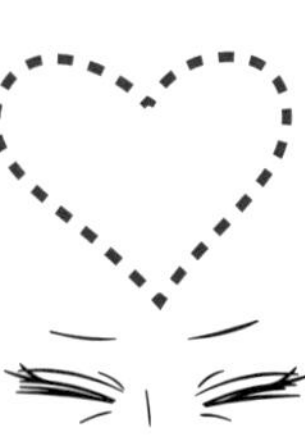

●目に見える治療とは

「目に見える治療」とは、息苦しさやむくみなど、文字どおり目に見える症状などを、目に見えて、しかも、比較的速やかによくしてあげる治療です。医療者側も嬉しいし、患者も喜んでくれる、誰もがその意義を理解しやすいベーシックな治療です。「目に見える治療」は、大まかにいうと、次の三つの手段から成り立ちます。

・うっ血を軽減する手段
・低心拍出をなくす手段
・不整脈を含めてポンプの駆動回数（いわゆるリズム）をよくする手段

患者がどの問題を有しているかを把握し、これら三つのなかから適する手段を選び、治療を組み立てます。ちなみに、心不全の目に見える問題の多くは、うっ血です。うっ血を軽減するクスリは利尿薬と血管拡張薬の二つです。心不全増悪時にこの二つの薬が頻用されるのはそのためです。

いずれにせよ、今自分が使っている治療道具は、何を改善させる手段なのか、なぜそれが今必要なのか、常に頭のなかで整理します。その反復こそが、「目に見える治療」力を向上させる近道だと思います。

●目に見えない治療とは

一方、「目に見えない治療」の標的は、予後の改善にあります。道具でいうとACE阻害薬またはARB、β遮断薬、そして、抗アルドステロン薬の三つです。読者の皆さんが「今どきの心不全のクスリ」として、まず思い浮かべる薬でしょう。しかし、そもそもこの類のクスリとは、いったいどんな性格の薬なのでしょうか。

スピロノラクトンにまつわるエピソードを紹介します。私がまだ医者駆け出しのころ、スピロノラクトンは、フロセミドに比べるとほとんど尿量も増えないので処方から外すこともしばしばで、落ちこぼれの利尿薬と思われていました。しかし、間もなくRALES試験(文献3)が発表され、落ちこぼれのスピロノラクトンを飲み続けた慢性心不全患者のほうが長生きすることがわかりました。循環器医はみな、ひっくり返るほどびっくりしました。

例えば、ここに鈴木さんという心不全患者がいます。

医者「スピロノラクトン群がプラセボ群に比べて1年長生きしたという臨床試験の結果がある。鈴木さんにもスピロノラクトンを飲んでもらおう。」

…数年後…

医者「よかったですね、鈴木さん！　スピロノラクトンを飲んだおかげで、飲まなかったときよりもこんなに長生きできましたね！」

このようなことは、残念ながら絶対に言えません。なぜなら、鈴木さんを二等分して、スピロノラクトンを飲んだ鈴木さんと、飲まない鈴木さんとで予後を比較することなどできないからです。

現代の医療は、EBMに基づく確率論的な治療が主流です。それが今のところ、一番多くの人を高い確率で救うことができるからです。

しかし、ある一個人における予後の推移は、あくまで目に見えません。「目に見えない治療」薬を手にして、「これはいいクスリだ」、「あれはイマイチだ」と評価している医師は、標的とされる治療の意義を理解していません。悔しいけれど、医者個人の経験では語れない医療であり、目の前の患者像に相当するエビデンスを頭のなかに入れて治療を進めるしかないのです。

3 目に見える指標
—うっ血と低心拍出の綱引き—

● ポンプ水道管モデル

心臓による循環は、ポンプ(心臓)の両脇に水道管が付き、ポンプの働きで血液が一定の方向で流れるモデルに単純化できます。何らかの原因でポンプの働きが悪くなった状態が心不全です。

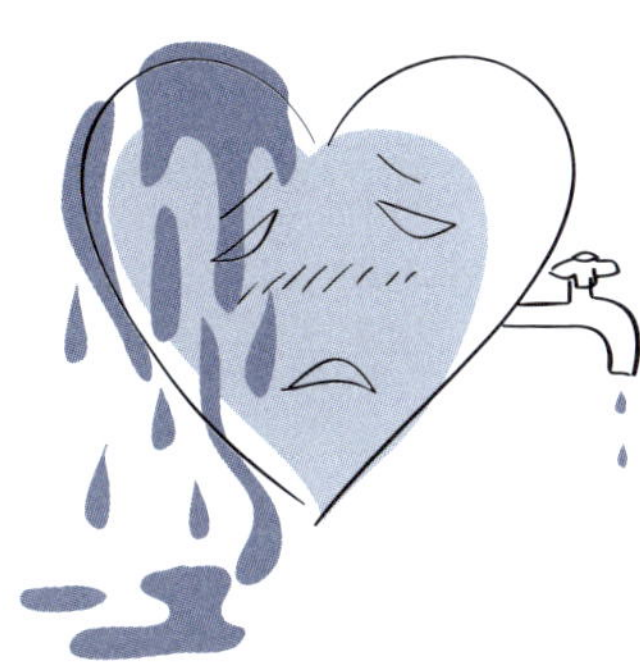

心不全で生じる現象は二つしかありません。一つは、ポンプの下流に十分な血が流れない「低心拍出」。もう一つは、下流に捌けない血がポンプの上流に溜まる「うっ血」です。二つしか生じないこれらの現象を、X軸（肺動脈楔入圧）とY軸（心係数）に表現したのがForrester分類です。一本のカテーテルでこのすべてを表現してしまうSwan-Ganzカテーテルは、まさに魔法の道具です。最近では、カテーテル所見の代わりに、身体所見から判断したNohria-Stevenson分類が汎用されていますが、その考え方はまったく同じです。

巻末資料 p.92
「Forrester分類・Nohria-Stevenson分類」

● 臨床的 Frank-Starling 曲線

「うっ血」と「低心拍出」の解除は、「目に見える治療」の二大構成要素です。この二つは独立して存在せず、密接に関係し合っています。Forrester分類を使って説明しましょう。

X軸はうっ血の程度を表しますが、血液は心臓の上流に溜まる前に心臓そのものに溜まります。溜まった血液により心臓は大きくなり、心筋線維は「伸びる」ことになります。

一方、Y軸は心拍出量を表します。心臓が収縮すると、構成する心臓線維はより「縮む」ことになります。ところ

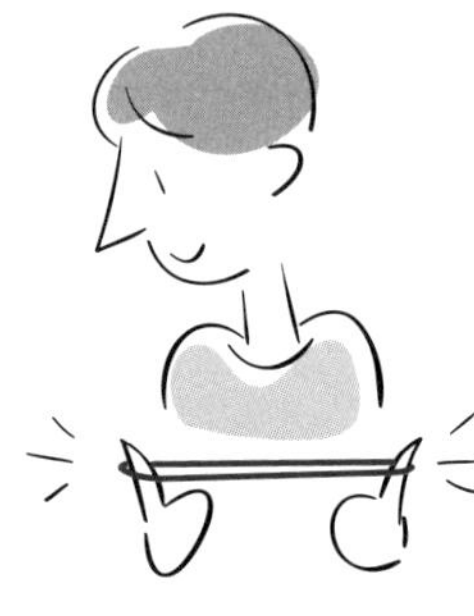

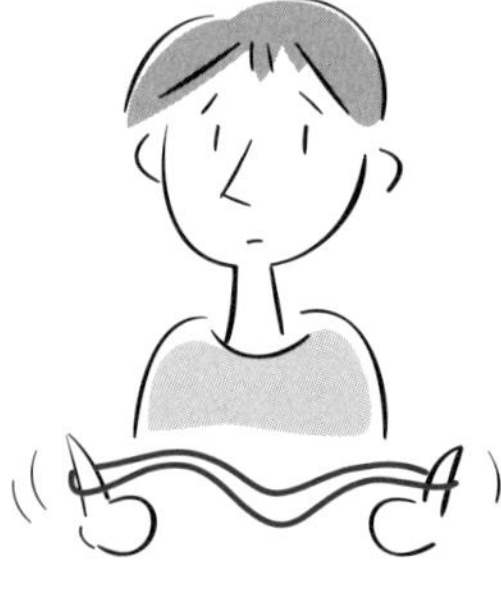

で、**心筋線維の特性はゴムによく似ています。「伸ばせば伸ばすほど縮む力が強くなる」**という**Frank–Starling の法則**です。この一本の心筋線維の特性は、そのまま心臓のポンプ力の変化に当てはめて考えることができます。「臨床的 Frank–Starling 曲線」ともいうべき右肩上がりのカーブを Forrester 分類の二次元空間に投影できることが、現場で心ポンプ機能を理解する第一歩です。

●うっ血と低心拍出の相互作用

例えば、「うっ血」をきたしながらも「低心拍出」は出ていない―心不全入院の8割近くを占める Nohria–Stevenson 分類での wet & warm 病型を考えましょう。重症例では、臨床的 Frank–Starling 曲線がより下方にシフトします。その際、利尿薬で「うっ血」解除を図ると、その過程で「低心拍出」が露呈するかもしれない点に注意が必要です。もし低心拍出が露呈したら、輸液を付加してボリュームを戻し心拍出量を増加させますが、その結果うっ血が再度露呈してしまうでしょう。このように、**「うっ血」と「低心拍出」は、一方を良くすると他方は悪化する、そんなシーソー関係にあるのです。**重症心不全管理は、この両者の綱引き関係をどのように調整するのかの脚本作りに他なりません。

4 心不全管理の時間軸と病態の理解

巻末資料 p.93「心不全病態の形成過程」

慢性心不全の病態と「目に見えない治療」の役割

心機能が低下した患者に急性心不全が生じた場合、通常は「目に見える治療」を使って急場をしのぎます。その結果、心不全の「見てくれ」が改善すれば、一昔前なら治療は完了でした。しかし、そのような治療を施しただけでは、多くの患者はそのうち心不全が増悪し、再び病棟に戻ってきてしまいました。

心筋が傷害されると心ポンプ異常が生じ、結果として全身病としての心不全が露呈します。代償機構でもある神経体液性因子（主にレニン・アンジオテンシン・アルドステロン系と交感神経系）の過剰刺激は、いったん心不全増悪が収まっても、一部はボヤのように残ります。くすぶり続ける「炎」は、ボディブロー攻撃のように心筋をじわりじわりと痛め続けます。結果として、心ポンプの働きは一段階低下し、心不全はより増悪します。このような**悪循環を繰り返すことで、心不全は慢性進行性に増悪し、予後不良の病態となります。**この悪循環のサイクルを断ち切らない限り心不全の予後は根本的に改善できません。神経体液性因子の攻撃を遮断し、心不全病態の進行を防ぐ役割を担うのが「目に見えない治療」なのです。

巻末資料 p.94「症例経過で理解する①」

治療をギアチェンジする

強心薬で救命できた心不全患者に、引き続きβ遮断薬を導入しようとすると、「せっかく助かったのに、心臓を悪くするβ遮断薬を入れるなんて！」と上級医に問いつめられた時代がありました。エビデンスという他人の報告より自分の経験を重視していた私は、真逆の薬理効果をもつクスリへギアチェンジする妥当性に、当初確信を持てずにいました。しかし、一向に改善しない患者たちを目の当たりにして、新たな手法に頼るしかなく徐々にβ遮断薬を導入する機会が増えました。その結果、再入院せず元気で居続ける患者たちがひとりふたりと増えていくと、その経験の積み重ねがギアチェンジする治療戦略を推し進める原動力となりました。これが、大きな変革期を経験できた最後のわれわれ世代が「目に見えない治療」の導入に死にもの狂いになる背景であり、「目に見えない治療」が常識化し、その効果を肌で実感できない今こそ、その真の普及は自分たちの大きな使命と考えています。

いずれにせよ重要なことは、適切なタイミングで適切な治療を行うということです。いくらβ遮断薬療法が心不全の予後を改善させる治療だとしても、低心拍出から脱却できない、救命が優先される急性期にβ遮断薬を用いると、患者は亡くなることすらありえます。選択した治療を、一体何のためにやるのか―「目に見える治療」なのか、「目に見えない治療」なのか―時間軸のなかで揺れ動く適材適所を常に意識し、使うべき場面で使うべき治療ツールを使うために脚本を書く。これが、今日の心不全管理アートの基本であり、他の循環器疾患にはない醍醐味です。

5 急性期の○は慢性期の×

ひとたび生命の危機に陥ると、私たちの身体は、なんとかして「死なないで済む」ような状態へ向かいます。発生学的に保存された機構ですが、私たちの祖先、例えばネズミや爬虫類は、どうやって死に至ったのでしょうか。胃癌でも、くも膜下出血でもなく、多くはほかの動物に食べられて死んだのです。食べられた際の死因は、失血死です。つまり、生命危機に陥った際には、失血死しないように身体が変化します。心不全は、生命危機の最たる疾患です。

失血死を防ぐために、身体はまず、今ある体液を保持し、さらに血液量を増やします。そして次に、臓器灌流圧を保持しようと血管を収縮させます。臓器は、一定以上の圧を有する血流がないと生きていけません。前者にはアルドステロンが、後者には即時的に交感神経系、長期的にアンジオテンシンが奏功します。体液貯留と血管収縮は、いずれも急場を凌ぐための合目的な代償機構です。しかし、これが長期に持続すると、前負荷と後負荷の増大となり、むしろ心不全を悪化させていきます。つまり、急性期の○となる反応は、慢性期にはときに×となるわけです。このように、ある一現象が時間軸次第で意義を違える病態の理解こそが、今どきの心不全管理を形作る基本です。言い換えれば、目の前の患者がどちらの状態に位置しているのかを的確に判断することが大切なのです。

6 心不全薬は、ときと場合で役割を変える

ジギタリスというクスリがあります。人類が所有した最初の薬剤との説があるほど、古い歴史をもつ心不全薬です。しかし、実際にどれだけの効果をもつか、科学的に検証されたのはごく最近のことでした(DIG試験(文献4))。結論はこうです。

「ジギタリスは、慢性心不全患者の生命予後は改善させない、ただし、心不全再入院率は減少させる。」

つまり、「目に見えない治療」効果は、わずかなものに過ぎなかったわけです。ところで、ジギタリスは、以前は2.0 ng/mL近くの血中濃度中毒域ギリギリで用量設定するのが最適と考えられていました。しかし、DIG試験によれば、0.5～0.8 ng/mLの血中濃度が最も予後良好であり、このデータをもとに成人内服量としての0.125 mg、すなわち、ハーフジゴキシンが普及するに至りました。ただしここで問題なのは、**現場ではジゴキシンを予後改善を目的に用いているのか?**という点です。むしろ多くは、頻脈性心房細動での心拍数コントロール、つまり、「目に見える治療」が目的かもしれません。その際は、一定の範囲で用量依存的に心拍数を減少させるので、中毒域に達しない範囲で、0.25～0.5 mgなど短期高用量での急速飽和すら是認できるはずです。

● 一つの薬の裏表

亜硝酸薬(通称ニトロ)というクスリがあります。この薬剤は、心不全だけでなく、虚血性心疾患に

おいても予後改善を示した報告はほとんどありません。少なくとも単剤では「目に見えない効果」はないと断言できそうです。しかし私は、現場で重宝している薬剤です。就寝時、息苦しくて横になれない難治性心不全患者でも、寝る前にニトロの貼付薬を付けると、2〜3人にひとりは楽に寝ることができるようになるのです。「目に見える治療」効果に、患者は大喜びです。

ただし以前は、心不全急性期をニトロ静注で乗り切り、安定期に内服や貼付薬に切り替え、だらだらと投与を続けるという用途が大部分でした。耐性の問題でクスリ自体も効いていないでしょうし、このような慢性投与法に臨床的な意義はありません。

このように同じ1剤でも、使い方次第で「目に見える治療」にも「目に見えない治療」にもなります。重要なのは、治療標的を決めるのは医療者自身だということです。「目に見える治療」をしたいのか、それとも、「目に見えない治療」をしたいのか、常に問いかけを続ける必要があるのです。

第二章 うっ血
—心不全診断の基本—

1 うっ血診断はなぜ大切か

●低心拍出を避けるためのうっ血

心ポンプ異常では、「うっ血」と「低心拍出」の二つの現象しか生じないことを述べました。ところで、私たちの身体はこの二つのどちらを嫌がるでしょうか？ 答えは「低心拍出」です。「低心拍出」の状態は、心臓から臓器に十分な血液が送られず、死に直結します。「うっ血」と「低心拍出」はシーソーのような関係にあり、うっ血を避ければ低心拍出になり、低心拍出を避ければうっ血となります。そして**生体は「うっ血」を生じさせてでも血液量（前負荷）を増やし、死に至る「低心拍出」を回避させようとし**

ます。ただし、低下した心ポンプ機能では、その増加した血液量を処理しきれないため、結果として「うっ血」が助長されることになります。これがシーソー関係です。

「うっ血性心不全」という呼称が広く用いられているように、心不全の病態の多くがうっ血であるのは、この代償機能によるものです。「目に見える治療」の主な標的は、「うっ血の解除」なのです。

● 残うっ血がもつ意味

2013年に、画期的な臨床データが発表されました(文献5)。心不全退院時に、すっかりうっ血が治りきった患者と少しでもうっ血が残っている患者との間で、退院後の心不全再入院率に大きな差がみられたのです。残うっ血に関する一見何てことなさそうな報告ですが、時代の大きな変わり目を感じた一報でした。

強心薬を例に、救命につながる「目に見える治療」を長く続けることは、ときに「目に見えない」世界では予後を悪化させるとお話ししました。代わりに、神経体液性因子調整薬を用いて、ガイドラインに基づく治療を粛々と行う重要性が強調されました。治療の概念が一変した、パラダイムシフトが起きたと騒がれてきたわけです。

しかし、患者が喜ぶ「目に見える治療」があたかも低級なイメージにさらされ、ベッドサイドで患者に寄り添う現場医師は内心で「心不全ってつまらない」と思ってきたはずです。言い換えれば、「目に見える治療」に対する失望感を25年もの間感じ続けてきました。

しかし、先ほどの報告にあるように「目に見えてよい治療は、目に見えない予後をも改善」させたことから、**「目に見える治療」と「目に見えない治療」とはかなり近くに存在する**ことに気づき始めました。世界各国の心不全診療ガイドラインも、「急性」「慢性」で分けることをやめる流れにあります。いずれにせよ、残うっ血が急性期、慢性期のいずれの場面でも不良な予後を示唆する強力な臨床指標であることから、うっ血を的確に診断する能力が試されるわけです。

2 心不全を見抜く問診

● 肺うっ血の診断は難しい

肺うっ血は、低酸素血症を通じて呼吸困難をきたします。特に肺水腫では、溺れた状況に似て、命の危険すら覚えますが、肺うっ血の診断は容易ではありません。肋骨が肺を隠し、X線やエコーなど特殊な診断ツールなしでは、体表面から水浸しの肺を把握しにくいためです。しかし、急増する心不全患者を初期段階で見つけるには、非専門医でも容易に診断できる方法論にこだわる必要があります。

● 診察の基本は問診

問診は重要です。ポイントは、診断の特異度が高い項目から優先して問いかけることです。なかでも、**発作性夜間呼吸困難があれば、まず心不全**で間違いありません。

血は低いほうにたまります。身体を横にすると、重力によって下肢に滞っていた血液が心臓に戻ってきます。しかし、心不全患者の機能低下した心ポンプは、処理する血液が増えることに耐えられません。肺うっ血が生じて息苦しくなり、患者は無意識に布団から起き上がります。すると肺うっ血が軽くなり、息が楽になるのです。これが「発作性夜間呼吸困難」です。特徴的なのは、比較的寝入りばなに生じる点です。ひどい人では、さらに立ち上がり、戸を開けて外の冷たい空気を吸いたくなるそうです。朝方に息苦しさで起きてしまう患者では、心不全以外の疾患を考えましょう。

●能動的な問診テクニック

一般的に、患者は夜の出来事を忘れがちです。質問を投げかけて初めて話し始めることも少なくありません。発作性夜間呼吸困難があれば、NYHA心機能分類Ⅳ度の重症心不全で、入院適応です。これは絶対に見逃してはいけません。

「息苦しい」という表現のかわりに、「夜寝ると咳が出る」と訴える患者もいます。「風邪が治りきらなくて……」と言うかもしれません。その際には、「起きあがると咳は軽くなりませんか?」と問いかけましょう。心不全入院の際に、「風邪が治りきらないうちに、徐々に息が苦しくなって」と経過を説明する患者も少なくありません。熱がないのに「風邪症状」を訴える場合は、一部に心不全が隠れています。

3 まずクビをみる

巻末資料 p.93
「血管内と血管外のうっ血」

●二つのうっ血指標

ポンプ水道管モデルは、左心と右心に存在し、両者が肺をはさんで直列に並んでいます。左心不全の場合、左室の下流にさばけない血液が、徐々に徐々に上流に溜まってきます。その溜まった場所に応じて、さまざまなうっ血所見が現れます。このモデルを理解しておけば、例えば肺血栓塞栓症では、肺動脈の上流にしかうっ血は生じない、などどんな病態にも応用が可能です。

次に**うっ血を、「血管内のうっ血」と「血管外のうっ血」に分けましょう。**心不全管理の立場から、どちらのうっ血を優先させて診断すべきでしょうか。答えは「血管内のうっ血」です。

例えば、あなたの患者に足のむくみが出ていたとしましょう。あなたは心不全による浮腫と診断し、利尿薬で除水しますよね。結果として、むくみが軽減します。もしまだむくみが残っていれば、利用薬を追加するでしょう。むくみはさらに軽くなりますが、しかしまだ取り切れない。困ったあなたは、さらに利尿薬を追加する…などと繰り返すうちに、足のむくみが残っているのに、血管内では脱水が生じ、いつのまにか患者は腎不全すら起こしかねない危機にさらされてしまいます。

つまり、足のむくみという血管外のうっ血ばかりに気を取られていると、血管内の脱水を見逃してしまうこともあるのです。つまり、うっ血診断の優先権は、常に「血管内のうっ血」にあります。そして**数ある身体所見のなかで、血管内うっ血を示すものはほぼひとつしかありません。それが頸静脈怒張です。**

巻末資料 p.95「頸静脈怒張の診察のポイント」

●頸静脈怒張の正しい見方

まずは頸静脈怒張の原理をおさらいしましょう。心臓をフラスコに見立てるとわかりやすいです。心ポンプの機能が低下し心不全になると、下流に送り出すことのできない血液がフラスコの底部分に溜まります。結果としてフラスコの内圧が上昇し、重力に逆らってフラスコの首のほうに血液が上がってきてしまいます。これが頸静脈怒張です。

さて、原理はわかりましたが、あなたは果たして正確に診断できているでしょうか? 診断のポイントは、二つあります。

ポイント① 頸静脈怒張は立位で判断する

フラスコの内圧が上がらなくても、フラスコの首に血液が上がる状況があります。それは、フラスコを傾けたとき、つまり患者が臥位を取っている状況です。寝転んだ状態では、心不全でなくても頸静脈怒張のようにみえてしまうので、臥位では頸静脈怒張を診断することはできません。必ず立位で判断します。

ポイント② 内頸静脈の怒張を見極める

頸静脈には内頸と外頸が存在します。診断に用いるのは「内頸」です。

例えば怒鳴り声を上げるプロレスラーの頸に血管がくっきり浮き出ることがありますが、彼らは心不全ではありません。首に浮き出る血管は外頸静脈です。外頸静脈では静脈弁が発達することが多く、その場合フラスコの底部分とフラスコの首が一腔とならず、内圧の程度を反映しないため、心不全の診断には使えません。

一方、内頸静脈の多くは静脈弁が発達せず、フラスコの首は底部分の内圧を反映します。だから、頸静脈怒張は「内頸静脈」で診断します。ただし、厄介なことに、内頸静脈は頸の奥にあるため外から血管がみえません。そこで、頸の皮膚の「拍動する揺れ」を観察します。頸の皮膚がぶよぶよと揺れている状態が「頸静脈怒張」です。頸は、露出しているため観察が容易です。肺癌転移などの上大静脈症候群でもない限り、頸静脈怒張があればまず心不全と診断できます。循環器スタッフは、まず患者の頸をみる。きわめて簡便かつ特異度の高い身体所見なのです。

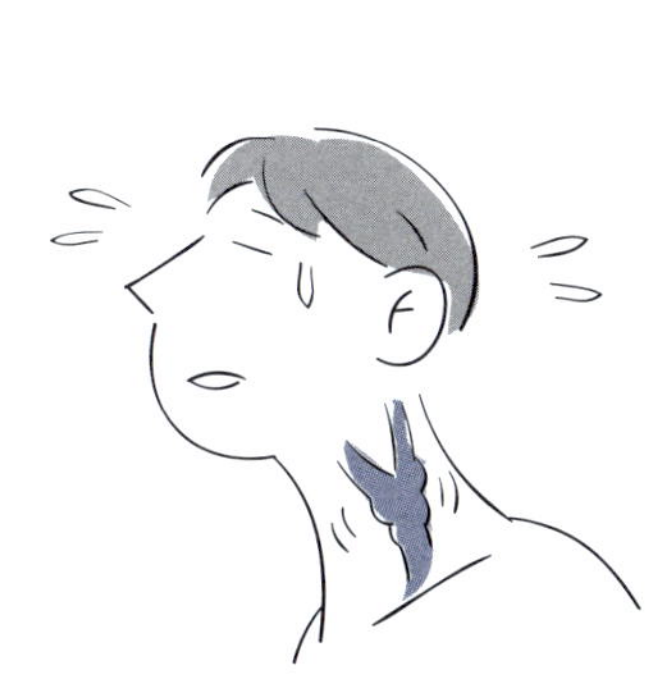

コラム

頸動脈に惑わされるな

頸静脈怒張を診断する際、頸動脈の拍動がみられる場合がありますが、鑑別は簡単です。頸の拍動部を触ってみてください。動脈の場合は、動脈圧を感じます。ただし、頸動脈拍動が顕著な場合、高度な動脈硬化か大動脈弁疾患を有していることが多く、いずれにせよ「頸の皮膚が揺れている」患者は循環器医が一見したほうがよさそうです。

4 BNPの神髄はどこにあるか

●BNPの心不全診断能

BNPは、心不全の存在診断に有効で、ガイドラインでも高く推奨されています。採血だけで心不全かどうかの目安がつくため、とても重宝します。

覚えておく数字は、**100**と**200**です。

●BNP 100とは？

100pg／mLは、心不全があるかどうかを判断する目安です。なかでもBNPの最大の利点は、高い陰性的中率にあります。つまり、**BNPが100pg／mL未満なら心不全ではない**と否定できるところがBNPの強みです。心不全の専門家ではない医者が、むくみや息切れなどをもつ患者を診る場合に、BNPを測定すれば心不全をほぼ除外できるわけです。

一方で、BNPが100pg／mL以上の場合、その患者が心不全であると断言できる診断能は、それほど高くありません。その理由は後述するように、BNP値が雑多な情報を含んだ指標だからです。

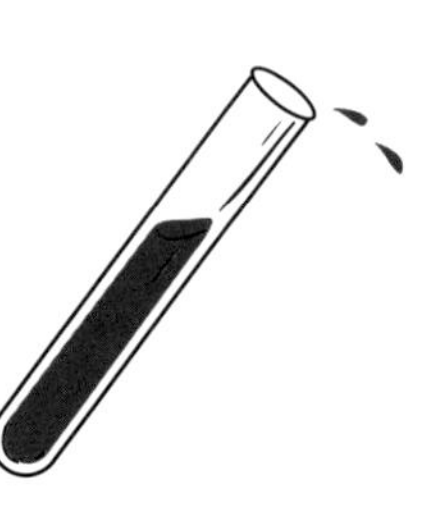

●BNP 200とは？

200pg／mLは、心不全を管理する際に使用する目安です。心不全患者でBNPが200pg／mL未満であれば、現在の心不全管理はまずまずうまくいっていると考えてよいと思います。

BNP創世期に、200未満に抑えることを目標に心不全管理を行ったところ心不全再入院率が半減し、BNPのポテンシャルを感じたものです。これまで海外を中心にBNPガイド管理の検証試験が報告されましたが、ガイドラインで推奨されるほどの有用性は実証されていません。しかし、これはBNPガイドに臨床的意義がないのではなく、試験に用いたBNPガイドの方法論に問題があると思っています。

巻末資料p.95「BNP値は足し算・引き算で考える」

BNPに含まれる情報

BNPは、雑多な情報を含む臨床指標です。BNPは、心臓の壁を押しやるうっ血の存在とは別に、心筋の質(たち)を反映し産生されるようです。BNPは元来胎児のときのみ現れる遺伝子であり、成人の心筋には発現しません。しかし、心筋が脱落する状況では、再生能がほぼない心筋は胎児遺伝子を動員し、これを補おうとします。つまり、BNPは二つの臨床情報を含んでいるのです。ここで、思い切り単純化し、**BNP値はうっ血(目に見える診断)と、予後(目に見えない診断)の足し算**と考えてみます。BNPが高値でも、目に見えてうっ血が存在しない場合には、両者を引き算し、目に見えない予後は悪いと判断します。これが、BNPでしか知り得ない新たな世界であり、BNPの神髄です。この場合、いくらBNP高値でも利尿薬増量は正しい選択ではなく、予後を改善させるACE阻害薬やβ遮断薬などを導入あるいは増量することを考えます。

このように、BNPは非専門医には心不全診断、専門医には心不全管理の大きな道標となります。BNPの用途にも、適材適所があるのです。

5 X線と心電図を活かす

循環器診療で汎用されるルーチン検査に、胸部X線と心電図があります。心不全診療では、これらの道具をどう活かすべきでしょうか。

巻末資料p.96
「胸部X線
―心胸郭比（CTR）
―cephalization
―左房拡大
―肺高血圧
―側面像で左右心を分離する」

● 胸部X線はルーチン検査にあらず

私は心不全の継続管理で胸部X線を最近あまり撮らなくなりました。身体所見とBNP、後述する心電図、そしてときどき確認する心エコー図とのセットで、診断はほぼ網羅できます。押さえておくべきは、一定点でのX線像の解釈でしょう。

誤解が多いのは、心胸郭比です。高圧系かつ厚い壁で構成された左室は、うっ血解除による内圧変化でさほど形態が変化しません。一方、左房、右室、右房といったほかの心腔は低圧系かつぺらぺらの薄い壁で構成され、内圧変化で容易に形態を変化させます。心胸郭比の経時的変化の大部分は、これら低圧系心腔の総和です。

また、**肺うっ血の初期像として、cephalization の診断は重要です。**これは、立位時に上方に向かう肺静脈が拡大する所見で、典型的には肺静脈基部が楔状に拡大します。左心内圧の上昇を反映し、頸静脈怒張の原理と同じです。

巻末資料 p.98
「心電図での左房負荷」

● 心電図でしかわからない情報がある

それに対して、心電図は定期的にチェックすべきです。心不全には不整脈が併発することが多くありますが、この**不整脈は心電図をとらない限り正確に診断できません。**新たな心房細動の出現は心不全状態の把握に重要です。しかし聴診だけでは、新たな心房細動を聞き逃してしまうこともあります。特に難治性心不全では、意識して心電図をとるべきです。新たな不整脈の出現が心不全増悪につながり、また、不整脈が治療介入点として有用な場合があるからです。

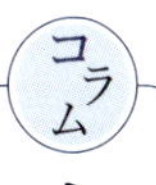

心電図に表れる心不全

P波の左房負荷所見は、左心不全の重症度を反映する場合があります。特に、V_1誘導の陰性成分の面積が1㎜四方より広いと、左房負荷を示唆します。ただし、エコー時代の現在、その用途で心電図を記録する必要はまったくありません。

6 エコーの弱点、ガンツのすごさ

●心エコーでうっ血と低心拍出を探る

巻末資料p.98「うっ血の心エコー所見」

繰り返しになりますが、うっ血は心腔内圧の上昇で表現されます。ところが、ドプラエコーでの動態評価は、pressureでなくflowです。ドプラ法で算出されるpressureは、簡易Bernoulli式をはじめ、flowから導かれる換算式に過ぎず、2～3割は嘘かもしれないと考えておくべきです。エコー検査の結果が腑に落ちなかったら、Swan-Ganzカテーテル（ガンツ）で直接pressureを測定すべきです。

一方、左室駆出血流ドプラ波形から求められたVTIは、一回拍出量を算出でき、簡便かつ再現性も良好です。同一患者の経過観察では、左室流出路径は不変とみなし、一回拍出量を算出しなくてもVTIのみで十分です。重症心不全管理では、「うっ血解除の過程で低心拍出が露呈するかもしれない」ため、**コントロールデータとしてVTIを記録として残すことが重要です。**

●ガンツデータの優先順位

巻末資料p.99「Swan-Ganzのデータを系統立てて読む」

末梢循環不全は、ガンツデータでしかわかりません。熱希釈法で心拍出量を算出しますが、それ以上に重要なのは混合静脈血酸素飽和度、すなわち、肺動脈から採取した血液ガスです。ガンツの黄色ルートから採取した酸素飽和度が60％を切っていたら、末梢循環不全を強く疑います。

血管抵抗値も、ガンツならではのデータです。心機能の構成要因としての後負荷にあたります。心拍出量を増やす方法として、後負荷を下げる手法があります。特に収縮力が限られた右室の機能は、肺血管抵抗に大きく左右されます。

もちろん、エコーなどの非侵襲的検査では疑わしい、真の圧データを探る役割も重要です。肺高血圧を呈した心不全患者では、以下の順で、内圧を解釈します。

1. 肺動脈楔入圧＞15mmHgは、左心不全。
2. TPG（肺動脈楔入圧および動脈圧の各平均値の差）＞14mmHgは、肺血管抵抗が上昇。
3. 右房圧＞10mmHgかつ右房圧／肺動脈楔入圧＞0.5は、右室機能が低下。

加えて、肺動脈楔入圧でのv波上昇は介入すべき僧帽弁逆流、右房圧での急峻なY谷は収縮性心膜炎を示唆する点を押さえておきます。ガンツの圧データでは、数値のみならず、波形にも注目すべきです。

●心エコーの生かし方

ただし、弱点を有しながらもエコーの地位が今後の心不全管理において急落するとも思えません。なぜなら、圧倒的な二つの利点を有しているからです。

心不全患者の病態解釈は、心不全という「状態」とその「原因」という二つのヤマで構成されます。第一に心エコーは、ある程度の弱点を有しながらも、この両者にかなりの信頼度で迫ることができます。一粒で二度美味しい診断ツールです。

第二に、エコーは機動性がきわめて高い診断ツールです。緊急時を含めベッドサイドで診断ができる点は、とくに重症心不全の診療では欠かせません。ここでは、「ちょいあてエコー」の有用性を強調しておきます。

● まずは one-look 4 chamber view

どんなにうまく映らない患者でも、心尖四腔像（A４C）は観察が容易です。左心不全例でのA４Cでは、まず４心腔のプロポーションをみます。両心室に比べ両心房が不均等に大きい場合、拘束性障害を疑います。右室の拡大は、右室機能低下や不釣り合い肺高血圧(out of proportion PH)を示唆します。また、リモデリングが進んだ左室は遠隔期予後が不良ですが、心拍出量を心室容量で稼げるため、急性期の治療で低心拍出に陥りにくい傾向があります。むしろ、左室径の大きくない左心不全の患者のほうが要注意で、うっ血解除における除水を慎重に行います。高度の僧帽弁逆流は、心拍出の一部が後方に逃げ、しかも、肺静脈圧を上昇させます。原因としての僧帽弁テザリングも観察できます。さらに、「ちょいあて」にはなりませんが、このA４Cでは経僧帽弁血流ドプラ波形や三尖弁逆流圧較差が測定でき、ＶＴＩの換算にもA４Cを用います。このようにA４Cは、一見するだけで心不全管理に必要な多くの情報が収集でき、動画像の見立てと初歩的なドプラ情報の正味5分間で、これから戦う気構えを十分に立てることができます。

7 診断は間違い探しゲーム

● 有用かつコンパクトな検査セットを組もう

大きな病院にいると、何でもかんでも検査オーダを入れてしまいがちです。しかし、焦点がぶれますし、非効率的なのでお勧めできません。心不全定期受診時に私が用いる血液検査項目は、以下のとおりです。

［必須項目］

- 血算
- CRP
- アルブミン
- 肝機能（T.Bil、ALT、AST、γGTP）
- 腎機能（BUN、クレアチニン、尿酸）
- 電解質（Na、K、Cl、Ca）
- BNP

［必要に応じて追加］

- 検尿
- 凝固系（PT-INR、Dダイマー）
- フェリチン
- 甲状腺機能
- 血糖／脂質
- 心筋トロポニン

多忙な臨床現場においては、エビデンスに基づいた検査セットを作ることが大切です。

●コントロールという概念

例えば、顔色が悪い患者がいたとします。いつもと違って顔色が悪いのか、あるいは、もともと顔色が同じく悪いだけなのかで対応が異なります。その解釈には、もともとの顔色を知っておかなければなりません。これが「コントロールデータ」という考え方です。

診断の神髄は、なるべく間違い探しゲームに話をもっていくことです。間違い探しはパターン認識のため、あまり高い能力を求めません。重要な点は、状態が安定しているときに、コントロールデータをとっておくことです。具合が悪くなったときに慌ててデータをとりはじめるのでは遅いのです。入院データでいえば、外来担当医にとって退院時データが最も重要です。退院時データが網羅されたセンスの光る入院サマリーを作成してください。

第三章 低心拍出
―重症心不全に立ち向かう―

1 低心拍出とEF低下、末梢循環不全

●低EFは低心拍出ではない

LVEFは、左室収縮能を示す代表的な臨床指標です。しかし、収縮低下のイメージが鮮烈で、「低心拍出はあるか?」との問いに「EFが低下しているからyes」との答えがいまだに返ってきます。EFはあくまで収縮変化のパーセンテージであり、収縮により駆出される絶対量ではありません。

後述するように、左室リモデリングの結果として生じた左室径の拡大は、不良な予後を示唆します。一方で、左室径の拡大は、心腔内ボリュームを増加させることで当座の一回拍出量を保持させよ

うとする代償機構です。言い換えれば、大きな左室はボリュームとしての予備能を担保させており、急性増悪期でボリュームの変化が生じても血行動態は乱高下しにくくなります。逆に、小さな左室は、体液管理が非常に難しいものです。HFrEFにおける左室径は、たとえ同程度のEF低下であっても、急性期と慢性期とでその意味合いが異なってきます。ちなみに、比較するEFのレンジを広げて、HFrEFとHFpEFとを比較した場合、うっ血解除過程での低心拍出露呈はHFrEFで起きやすいものです。HFpEFでは、強い拘束性障害がない限り、減容量にて低心拍出をきたすことはまれです。裏を返せば、**低心拍出をきたしやすいHFpEFは、単なる高血圧性などではなく、収縮性心膜炎やアミロイドーシスなど特殊な拘束性病態の存在を疑うべき**です。

巻末資料p.100「症例経過で理解する②」

● 末梢循環不全とは何か

心ポンプ機能低下により、末梢臓器が元気に活動できる血液を送り込めない状態が心不全です。言い換えれば、心不全の有無は末梢臓器の反応が決めるわけです。例えば、彼女にプレゼントを贈るとしましょう。高価なブランド品を送っても、要求の高い彼女は満足しないかもしれません。一方、ディスカウントショップで買った安物のバッグでも、慎ましい彼女は大喜びかもしれません。**満足するかは受け取る側が決めることであり、これこそが末梢循環不全の概念**です。

腎臓という末梢臓器を考えます。腎臓が現在の血液の量に満足しているかどうかは、尿量が表現します。心係数が2.4L／分／m²でも乏尿の患者もいれば、心係数が1.7L／分m²でも尿量が保持される患者もいます。大切なのは、その臓器が満足する灌流が保持されているかの具体的な臨床指標を立てることです。尿量のほかに、尿中Na排泄量も有用です。

2 低心拍出から抜け出す脚本

●うっ血と低心拍出のシーソー関係

重症心不全では、ゴムに例えた臨床的 Frank-Starling 曲線が下方に偏位し、うっ血も低心拍出もどちらかをよくすればどちらかが悪

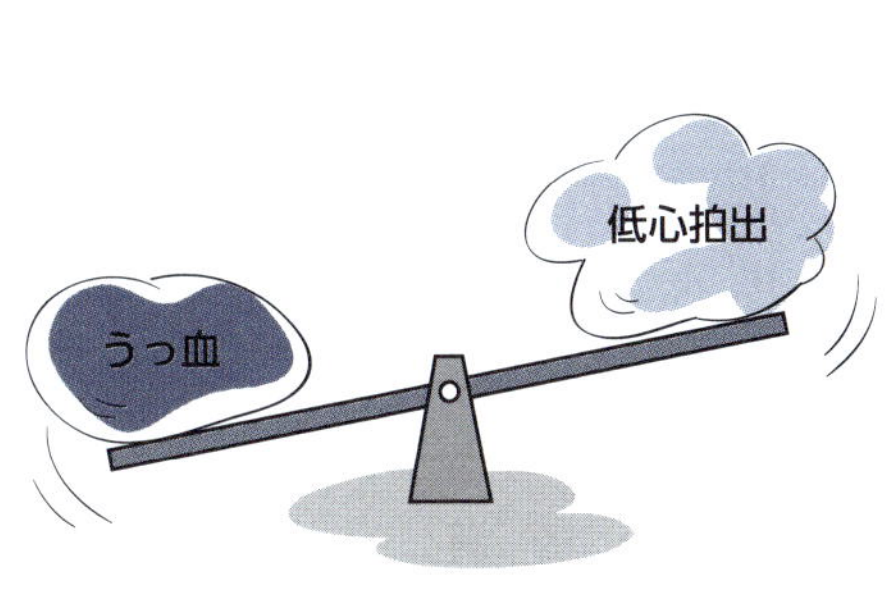

コラム

「量」か「圧」か？

腎臓が血液供給に関し求めているのは、灌流「量」なのか、灌流「圧」なのかという問題があります。心不全管理では、血管拡張薬による後負荷軽減は、心拍出「量」を増やしますが、血「圧」は下げてしまいます。一般的に腎臓は、「圧」を優先させて働きますが、まれに血圧が下がりながらも心拍出量の上昇により尿量が増加する場合があります。flow なのか、pressure なのか。各臓器における末梢循環不全を考えるうえでとても重要ですが、実臨床では結果論的な判断がほとんどです。

化してしまう、そんなシーソー関係のような状況と説明しました。つまり、ボリュームの調整だけでは、決して悪いシーソー関係から抜け出せません。抜け出すには、ゴムの固有の性能を何とか上げないといけません。もちろん、今をどうしのぐかという視点も忘れてはなりません。

巻末資料p.101「臨床的Frank-Starling曲線のシフトアップ法」

●二つの時間軸で脚本を書く

まずはじめに、ゴムの固有性能をどう上げようか、と腕を組んで悩んでいてよいでしょうか。悠長に対応する間にも、うっ血と低心拍出を繰り返し、最悪の場合、多臓器不全から死に至ってしまいます。**とりあえずゴムの性能を補助し、うっ血にも低心拍出にも陥らない着地点を見つける**必要があります。短期的にFrank–Starling曲線を上方にシフトさせる代表的な方法は、静注強心薬の継続投与です。血管拡張薬は後負荷軽減によりFrank–Starling曲線を上方にシフトできますが、血圧低下が臓器灌流を悪化させ致命傷となる場合があります。大動脈バルーンパンピングが僧帽弁逆流を軽減させ、前方駆出を増やすことでFrank–Starling曲線の上方シフトに寄与する場合もあります。ただし、これら「とりあえず」策は、あくまで一時しのぎに過ぎません。強心薬を止めてしまえば、Frank–Starling曲線は再び下方シフトし、うっ血と低心拍出の行き来状態に逆戻りするだけです。患者はいつまでも退院できません。従って、**「とりあえず」策を続けながら、抜本的にFrank–Starling曲線が上方にシフトする、あるいは、それにつながる方策を同時進行で組み立てなければならない**わけです。

巻末資料 p.102「症例経過で理解する③」

ゴムの固有性能をどう上げるのか

とりあえずのサポート下に、どうやって恒常的なFrank-Starling曲線の上方シフトを図れるでしょうか。その方法論は限られているので、チェックリストのようにひとつひとつの可能性を探っていく手法をお勧めします。

まず、**基礎心疾患への介入**です。虚血、弁膜症、不整脈などの心不全への影響を吟味し、原因治療の妥当性を判断します。

次に、QRS幅が広かったら、**CRT留置**を考えます。ときにASVが有効な症例が存在します。心筋シートなどの再生医療にも、将来的には期待をかけたいところです。しかし現況では、心筋そのものへの介入としては、これほどまでの高度心機能低下例に、いかに大過なくβ遮断薬を導入できるかが別れ道に思えます。β遮断薬を導入しない、導入できない症例に、明日はないと言っても過言ではありません。それでもなお、静注強心薬サポートからの離脱が叶わない症例は、VAD→移植との選択肢しか残りません。

3 あきらめる治療

次の一手を見越した「あきらめ」

「とりあえず」と「恒常的」の二つの時間軸を意識しながら、Frank-Starling曲線の上方シフトを目指す治療は、月単位での作業です。そのなかで、最終的に勝ち目があるかの判断が重要です。なぜなら心臓移植とそれに橋渡しする人工心臓という選択肢が登場したからです。

自前の心臓を用いた「Frank-Starling 上方シフト戦略」の際には、心臓の減負荷という作業が何らかの形で加わります。血圧ひとつとっても、後負荷軽減により心臓自体は楽になっても、他臓器では灌流圧が下がり、臓器障害につながります。これが、非可逆的な障害となると、次の一手を打つ土俵に立てなくなるのです。

●心臓移植の条件

心臓移植が最も効果的な状況とは、「心臓だけ取り替えれば、まったく健常な身体になる」状況です。「心臓だけでなく、腎臓も悪い、肝臓も悪い。心臓を取り替えても、健常な身体には戻れない」場合は、わが国での移植適応にはなりません。**移植を目指すならば、他の臓器を元気に保たせておく必要があります。**

心臓の減負荷は、常に他臓器障害のリスクを抱えます。自前の心臓でやりくりさせようと頑固に治療を進めたがために、他臓器が傷み、心臓移植の適応から外れるかもしれません。心臓移植ができる可能性がある場合、これまでの治療戦略を「あきらめる」新たな判断が求められるようになったわけです。

いざ、移植を目指して治療を「あきらめた」ときは、心臓が徐々に機能低下する影響があるとしても、一時しのぎの治療を続けながら、とにかく他臓器をいたわり、移植をひたすら待つのです。

4 右心を無視するな

●右心の存在感

右心をまたいでバイパスを置くFontan循環は、私が学生のころに登場しました。そのとき、心臓の働きにはもはや右心は不要なのだと学びました。心不全の救命がままならなかった当時、血行動態の管理において右心はマイナーな存在でした。

ところが今、**右心が左心不全の治療を決める最大の鍵**となっています。右心機能が左心不全の大きな予後因子であるとの報告が相次いでいるからです。

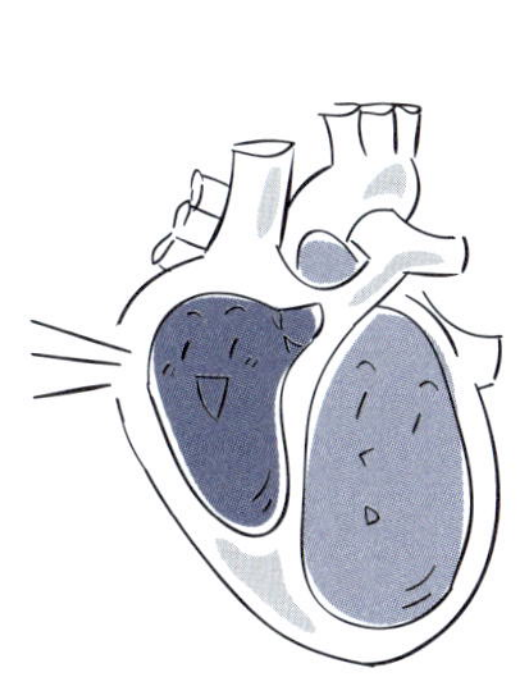

●右室機能をどう評価するか

右心の固有機能はどのように評価したらよいのでしょうか。RVEFが収縮の指標として最も使われています。しかし後負荷に強く依存するため、RVEFの算出に厳密性を求めること自体が的外れかもしれません。そこで、「右室が張っている」ざっくりした所見に注目し、例えば右室/左室径の比>0.75を予後不良の目安にする場合があります。ただし、実地の現場で右心機能を包括的に推測する最も簡便かつ有効なツールは、心血管内圧の測定です。なかでも、肺動脈楔入圧に不釣り合いな右房圧上昇を重視し、その比が0.5を越え、かつ、右房圧が10mmHg以上の場合には、右室の固有機能障害を疑うべきです。

巻末資料 p.103「症例経過で理解する④」

●右室機能低下例の管理

右心の重要性は十分認識できたと思いますが、残念ながら左心不全に合併する**右心機能低下への対応は適正なボリューム管理と強心薬の投与くらいしか手段がない**のも事実です。肺血管抵抗が高値の場合には、PDE5阻害薬などによる後負荷軽減も選択肢ですが、結果として生じる前負荷増加に不全左心が対応できるか、事前の判断は困難です。

一方、Forrester 3型の代表とされる右室梗塞では、輸液療法が推奨された時代がありました。しかし、左心機能が同時に低下している場合、過度な輸液療法は逆に病状を悪化させることが知られています。むしろ、右室機能低下が併発した例では、利尿薬やＡＳＶなどでボリュームを減らすことで、むしろ左心不全が改善する症例を経験します。右室の張り出し(ventricular interdependence)と心膜による空間制限(pericardial constraint)が左室腔の狭小化を生み、左心不全をさらに増悪させる現象が思った以上に病態形成にかかわっているようです。これまで、低心機能例で水引きにより心拍出量が改善した場合、臨床的 Frank-Starling 曲線が右方下降脚から脱却できたためと説明されてきました。しかし、これは右心の影響解除によるものかもしれません。この際、経時的に心エコーで心尖四腔像を観察する意義が高いと思います。

第四章 治療ツールを使いこなす

1 ＡＣＥ阻害薬は万能なクスリ

● 一粒で二度美味しいＡＣＥ阻害薬

ＡＣＥ阻害薬の治療標的は、「目に見えない」予後改善効果にあります。と同時に、血管拡張作用ももっているためうっ血軽減にも効果があり、「目に見える」症状改善効果もあります。まさに、一挙両得の薬剤です。β遮断薬に比べて派手さはありません。ですから、ときに軽視されがちですが、現在の心不全治療エビデンスは、すべてがＡＣＥ阻害薬ありきで成り立っていることを忘れてはなりません。

ACE阻害薬は、特に収縮不全患者には確実な予後改善効果を有し、何が何でも投与すべき基本薬です。 ただし、血圧の過度な降下や腎機能の悪化、血清K値の上昇がときに表れますのでその点には注意しましょう。特に、急性期治療の過程では、こうした副作用が出やすいので、危うそうな患者には少量から漸増しましょう。ACE阻害薬による効果に、迅速性を求める必要はありません。

最適用量に関する臨床試験は乏しいですが、一挙両得の作用を考えれば、可能な限りの増量を試みるべきです。ACE阻害薬とARBは、ほぼ同等の臨床効果と考えてよいでしょう。ただし、歴史が長い分、実績とエビデンスの豊富さから、ACE阻害薬に軍配が上がります。ACE阻害薬にはときに空咳の副作用があり、その際にはARBを代用します。

2 β遮断薬治療マニュアル

●目からうろこの治療効果

β遮断薬は私にとって思い出深い薬です。私が心不全の道を志すきっかけを作ってくれた治療法なのです。

その患者は、他院から「もう打つ手なし」という状態で転院してきた、40歳過ぎの拡張型心筋症でした。「仕事ができない体だったら死んだほうがまし」と繰り返す患者に対して、診療チームが選んだのがβ遮断薬治療でした。

しかし、論文で聞きかじっただけで成功体験もなく、β遮断薬は心不全例には原則禁忌、死に至ることさえあると考えられていましたから、みんな気が気ではありません。吹けば跳ぶようなごくごく少量からスタートしました。それでも薬を飲ませてしばらくしたら心配で様子を見に行き、患者が生きていてほっとする、を繰り返しました。しかし、過ぎてしまうと何事もなく目標とした維持量に達し、

（こんなに心臓が動いてなくても、心臓を悪くするクスリに耐えられるのか）

と不思議な気持ちで経過を見守っていました。

退院から一年後、調べてみると心臓の動きは別人のように改善し、ベッドに寝たきりだった人が、なんと職場に復帰したのです。諸刃の剣というか、**毒を以て毒を制す**みたいな、「この薬はいったい何なんだ?」との思いはまさに衝撃で、このクスリを使いこなせる循環器医になりたいと強く思いました。

●β遮断薬治療を「イメージする」

β遮断薬治療は心臓に負担がかかる時期があり、治療成功のためには自己管理を通じた患者の協力が不可欠です。なぜ心臓が悪い人に、心臓を悪くするクスリを使うのか、ということを納得してもらわなければなりません。実は、β遮断薬の作用機序はいまだ不明な点が多く、しかも、研究途上で常

識治療として一般化してしまい、研究が足踏みしています。しかし、ＥＢＭの本質は、理屈はともかく、予後を改善するという事実です。理屈ぬきにして**患者にβ遮断薬治療に納得してもらうためには、治療のイメージをわかりやすく伝えること**です。

●β遮断薬をストーリーで伝える

患者にβ遮断薬治療を行うとき、私はこんな風にイメージを伝えています。

心臓の働きが悪くなると、体から「心臓、頑張れ！」と命令が出ます。ノルアドレナリンなどのホルモンで、心臓の動きを改善させるシステムです。心臓にはノルアドレナリンをキャッチする受容体があって、その受容体から「さぁ心臓、もっと頑張れ！」と尻たたきの命令が出るわけです。あまりにしつこい命令なため、心臓は受容体をボロボロと脱落させ、まるで「聞く耳」をもたなくなってしまいます。そうすると、いくら「頑張れ」命令が出ても、心臓は反応しなくなってしまいます。

あるいは受験生とそのお母さんに例えてみてはいかがでしょうか。お母さんが「勉強しなさい！」と怒鳴れば怒

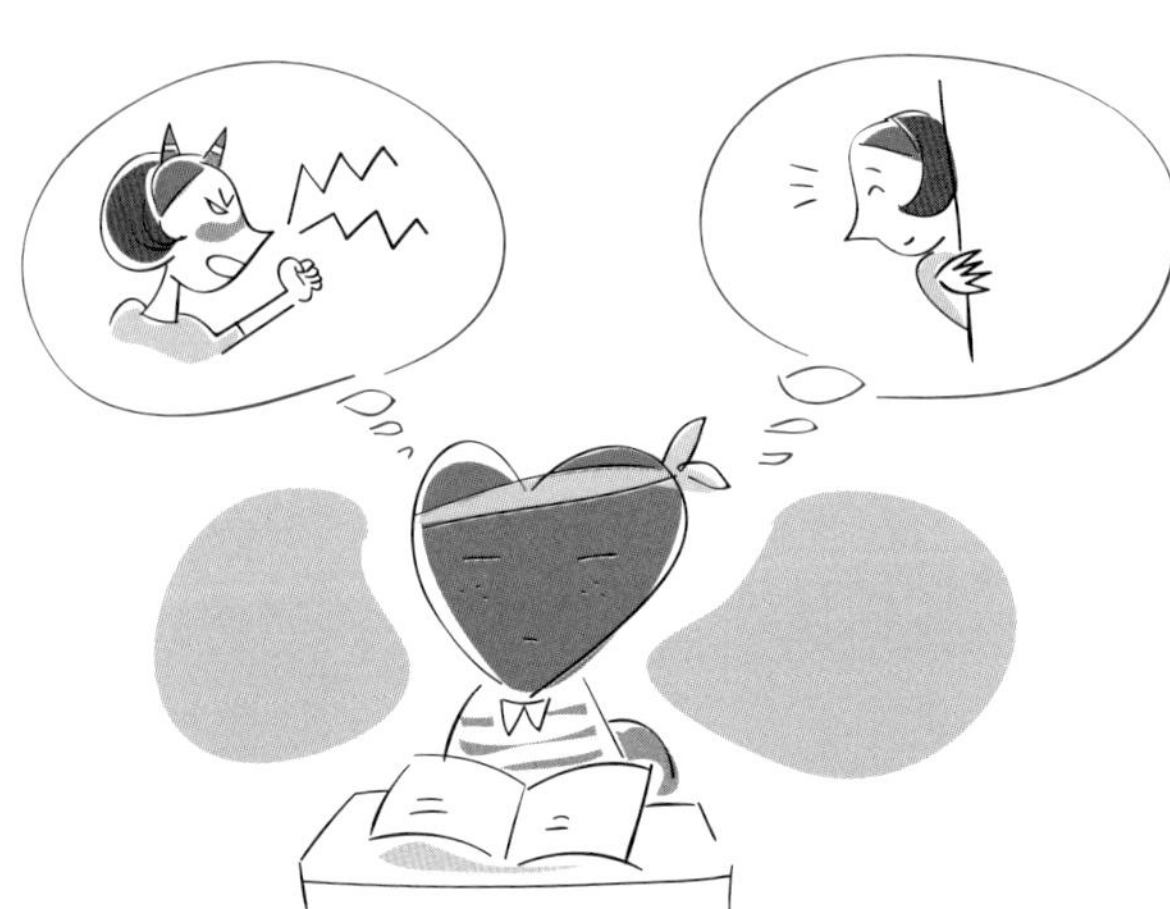

鳴るほど、「おふくろ、うるさいなぁ!!」と耳をふさぐばかりで、受験生はかえってやる気がなくなります。このとき、「まあまあお母さん、そんなにうるさく言わないで、ちょっと静かにしてあげましょう。そのうちお母さんの言葉に耳を傾けて、自分から勉強する気になりますよ」というのがβ遮断薬です。これはβ遮断薬のごく一部の作用機序ですが、人間味をもって心臓をとらえられるためか、患者に興味をもってもらって治療に協力してもらえるようになるフレーズのひとつです。

なぜβ遮断薬治療は普及に手間どったのか

どんな治療にも、光と影があります。ある治療ツールの有用性を考える場合、いいことだけでなく、どんな不都合が出るのかを理解しておくことが重要です。いわゆる副作用と表現されているものです。

現場の医師は、自分が治療介入したことによる失敗を嫌います。心不全での「目に見えない治療」では、治療のゴールは「予後改善」というまったく実感できないものです。それに対して、「目に見える」ものは、副作用という負の側面ばかりです。実感を伴って患者に喜んでもらえる要素は少なく、医療者からみれば決して魅力的な(おいしい)治療ではありません。

β遮断薬は、医者にスキルがないと目に見えるリスクばかりが大きくなる治療法で、このことがまさに普及に手間どった理由なのです。つまり、**「目に見えない治療」の導入や運用を上手に進める方法論こそ、確立しなければならない**のです。

●β遮断薬治療をマニュアル化する

そもそも「毒」の部分が存在するクスリですから、常に失敗の可能性はあります。どんな患者にどのように入れていくのか、一つ一つ検証し、経験とデータを積み重ねることが重要です。「何となく」の経験だけでは、ときに現れる重症患者に太刀打ちできません。長年かけて完成させた私なりのβ遮断薬の使い方を、ここで皆さんにご説明します。

巻末資料 p.104
「心不全β遮断薬治療を成功に導くコツ」

●上手に導入する3つのポイント

①導入してはいけない患者を見極め、下ごしらえする

まず、導入を慎重に進めるべき「ヤバい」症例を意識します。

- **重症心不全（特に低心拍出）**
- **徐脈**
- **高度弁逆流症**
- **減負荷のかけにくい腎機能障害**

の4つです。この4つを常に念頭に置きながら、下ごしらえとして、利尿薬で「軽くドライな」ボリューム設定にします。多かれ少なかれ、β遮断薬でうっ血は増悪するからです。

②とにかく丁寧に経過観察

次に、油断なく経過を観察します。各漸増ステップの前日に具体的な臨床指標を置き、ホーム駅員の指さし確認さながら、きっちり安全を確認してはじめて増量するのです。例えば、ときに痛い目にあう房室ブロックは、心電図なしでは予見できません。漸増過程で、徐々にPQ時間が延びると要注意です。

③ムンテラ上手であれ

最後に、上手なムンテラです。左室逆リモデリングを代表に、その臨床効果は導入直後ではなく、3カ月ほどのインターバルをはさんで出現します。多くの入院患者は、退院時が「最もよい状態」と思いがちですが、導入完了時は病状がむしろ不安定になっているかもしれません。

このような臨床効果のタイムラグを説明しておかないと、退院後に自己管理を怠り、あっという間に心不全増悪をきたすことも少なくありません。

●心不全増悪インパクトから心臓を守るβ遮断薬

慢性心不全例が急性増悪をきたした場合、以前から長らく使い続けているβ遮断薬はどうしたらよいでしょうか。X線で肺が真っ白な重症心不全患者にβ遮断薬を飲ませるのは、何だか落ち着かないと思う読者も多いかもしれませんね。

実は、このような状況でβ遮断薬を中止もしくは減量した場合、軽快後に再開しても、長期予後が悪化すると報告されています。考えてみれば、β遮断薬の治療標的である交感神経系の活性化は、心不全増悪時に、より亢進します。このようなタイミングでクスリを止めることは、あえて心臓をノーガードでハードパンチの乱れ打ちにさらしているようなもので、心臓のダメージは図りしれません。従って、**β遮断薬は継続**が原則です。

●β遮断薬を中止する場合とは？

減量もしくは中止せざるをえない状況というのは、次の二つの場合のみです。

①ショックを含む低心拍出例

判断に迷う場合は、フロセミドを静注しましょう。尿量が確保されれば、低心拍出は否定的で、β遮断薬は継続できます。

②β遮断薬そのものが原因

もうひとつは、β遮断薬そのものが心不全増悪の原因となった場合、すなわち導入開始の三カ月以内、特に一カ月以内です。

3 伸びしろ大きい抗アルドステロン薬

第三のクスリ

抗アルドステロン薬は、「目に見えない治療」では三番手のクスリです。

第三の男と紹介される場合、大抵その人物はスポットライトを浴びません。事実、多くのレジストリ研究や自験データでも、ACE阻害薬とβ遮断薬に比べると、抗アルドステロン薬の使用頻度は格段に見劣りする結果ばかりです。

その理由は、使い勝手が悪いなどという薬剤特性というより、そもそも医者が処方する際、選択肢として頭に浮かんでこないという現状があります。特に、レニン・アンジオテンシン・アルドステロン系阻害薬として、「ACE阻害薬が使われているから使う必要性が低い」と考えるのは早計です。アルドステロンブレークスルー現象をもち出すまでもなく、**抗アルドステロン薬**は、私の臨床経験からしても**ACE阻害薬とまったく別種類のクスリと考えるべきです。**

新たな「目に見える治療」薬

抗アルドステロン薬に注目すべき最大の理由は、その「目に見える治療」効果にあります。

そもそも利尿薬でありながら、尿量の増加を実感しにくい落ちこぼれの利尿薬だと紹介しました。しかし、多くの心不全症例を経験すると、**明らかに抗アルドステロン薬の投与を契機に尿量が増える症例もあるのです。**

右心不全優位で腹水が溜まり、ループ利尿薬で十分な尿量が得られない、肝硬変時の病態に似た症例です。スピロノラクトンでは50 mg、ときには100 mgまで増量のうえで開始し、急性期を乗り切ったら25 mgの常用量まで減量のうえ維持させる手法も有効です。

心不全急性期のより早い段階からスピロノラクトンを使用し、利尿がはかれると中期予後が良好であると報告されています(文献6)。

さらに、多くの減負荷治療が、血行動態を不安定にさせる心配を抱えるなかで、抗アルドステロン薬の降圧の弱さは、むしろ重症心不全管理での使い勝手の良さとして際立ちます。ソルダクトン静注でもかまいませんが、より入院早期に抗アルドステロン薬を導入することで、心不全を安定化させることが可能です。そして何より慢性心不全治療に欠かせないクスリを退院時までに処方し忘れないという点も大きな利点でしょう。

心不全薬の適応承認を得た新たな薬剤種も加わり、抗アルドステロン薬はまだまだ伸びしろを感じさせる薬剤です。

4 最適な血圧値とトリプルセラピー

●「目に見える治療」での血圧値

血圧を下げれば、後負荷が下がります。機能が低下した心ポンプは楽チンになるので大喜びです。

しかし、他の臓器はこの低い血圧を少なくとも短期的には歓迎しません。立ちくらみは脳に十分な灌流が行き渡っていない証拠ですし、腎機能障害も生じます。臓器によって好みの血圧が正反対なので、いい意味での中途半端な状況を作ることが必要です。

「一つの臓器だけ満足度120点」より、「すべての臓器が満足度72点」を目指すことが、良好な心不全管理につながります。

「目に見える治療」で重要な点は、治療による利益を、損失が上回っていないようにすることです。各臓器が耐えられる余力は患者ごとに異なるので、至適血圧も患者の数だけ存在します。その見極めが重要です。

●「目に見えない治療」での血圧値

「目に見えない治療」は、大規模臨床試験を通じてのみ、効果を確かめることができる世界です。つまり、最適な血圧値を導き出すためには、目標血圧値を設定した臨床試験が必要です。しかし、これまでそのようなデザインで試験が行われたことはありません。

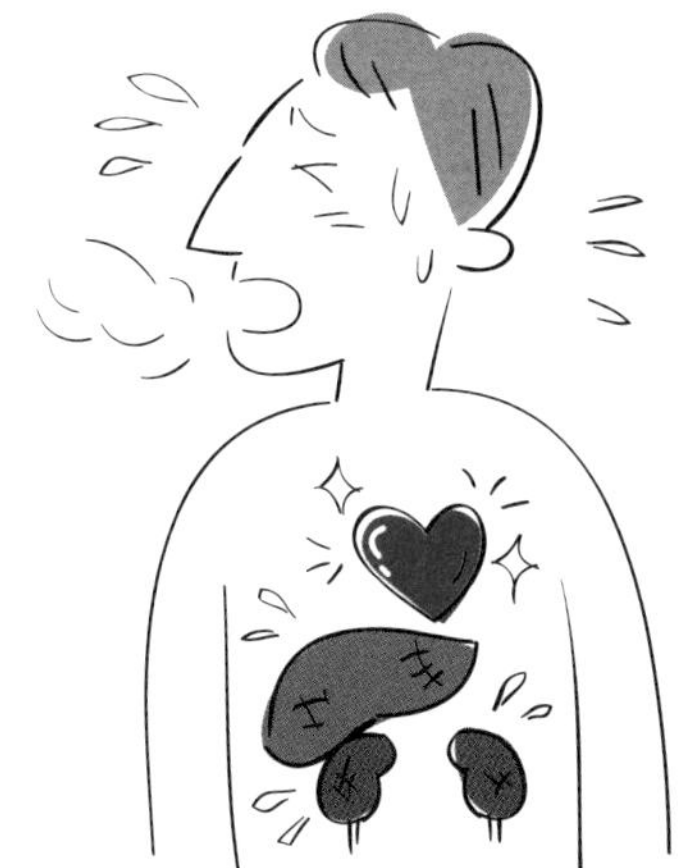

偶然にも、これまで歴史を形作った有名な心不全臨床試験の多くは、治療前の収縮期血圧が130mmHg前後で、治療後に5mmHg程度の低下がみられました。

つまり、例えば高血圧を併発する心不全症例で、「血圧は10mmHg下げたほうがいいのか、あるいは20mmHg下げたほうがいいのか？」という疑問には、誰も答えられません。参考までに、メタ解析によるある報告では、HFrEFでは120／70mmHg未満、HFpEFでは130／80mmHg未満を一つの目安にしています（文献7）。

確実に言えることは心不全症例での降圧には、ＡＣＥ阻害薬やβ遮断薬などの心不全予後改善薬を優先させるべき点です。また、α遮断薬や非ジヒドロピリジン系カルシウム拮抗薬は原則使うべきではなく、カルシウム拮抗薬ではアムロジピンなら許容できると一般的には解釈されています。

●トリプルセラピーにこだわる

降圧薬としても推奨されたＡＣＥ阻害薬とβ遮断薬、そして抗アルドステロン薬は心不全治療の基本薬剤です。この三つを「組み合わせる」ということがとても大切で、それは単にエビデンスがある薬剤だからではありません。私の経験上、特に重症心不全例ほどこだわるべき治療ポリシーであると感じるからです。

●隙を見つけて狙い撃つ

トリプルセラピーを、剣道の試合に例えてみましょう。どんなに素晴らしい面で一本を決める能力があっても、ひたすら面だけ打っていてはなかなか勝てません。たまには小手を打ち、たまには胴を打ち、**適宜攻め方を変えて、三どころを押さえるのが賢い戦術**です。

心不全の治療も同じです。作用として三剤が向かう標的は三つですが、二剤だけで治療していると、残った一箇所につけ込む隙が生じるようなイメージです。

高K血症のため抗アルドステロン薬を回避していた難治性心不全例を経験したときの話です。ACE阻害薬とβ遮断薬の二剤だけでは、フロセミドを増やしてもうっ血がとりきれず……ということを繰り返していました。吸着性カリウム低下剤を服用しながら抗アルドステロン薬をごくごく少量から開始すると、これまでの苦労がうそのように、体重が減り、BNPが下がり、息切れも軽減したのです。心不全入院もなく、安定を続けました。

面と小手ばかりで攻めていると、相手は油断して胴に隙ができてきます。その隙を狙うと、キレキレの技でなくても一本を取れたりするものです。最大の工夫を講じたうえでの三どころ攻めは、ときに重症な心不全患者の治療の流れを変えることができます。

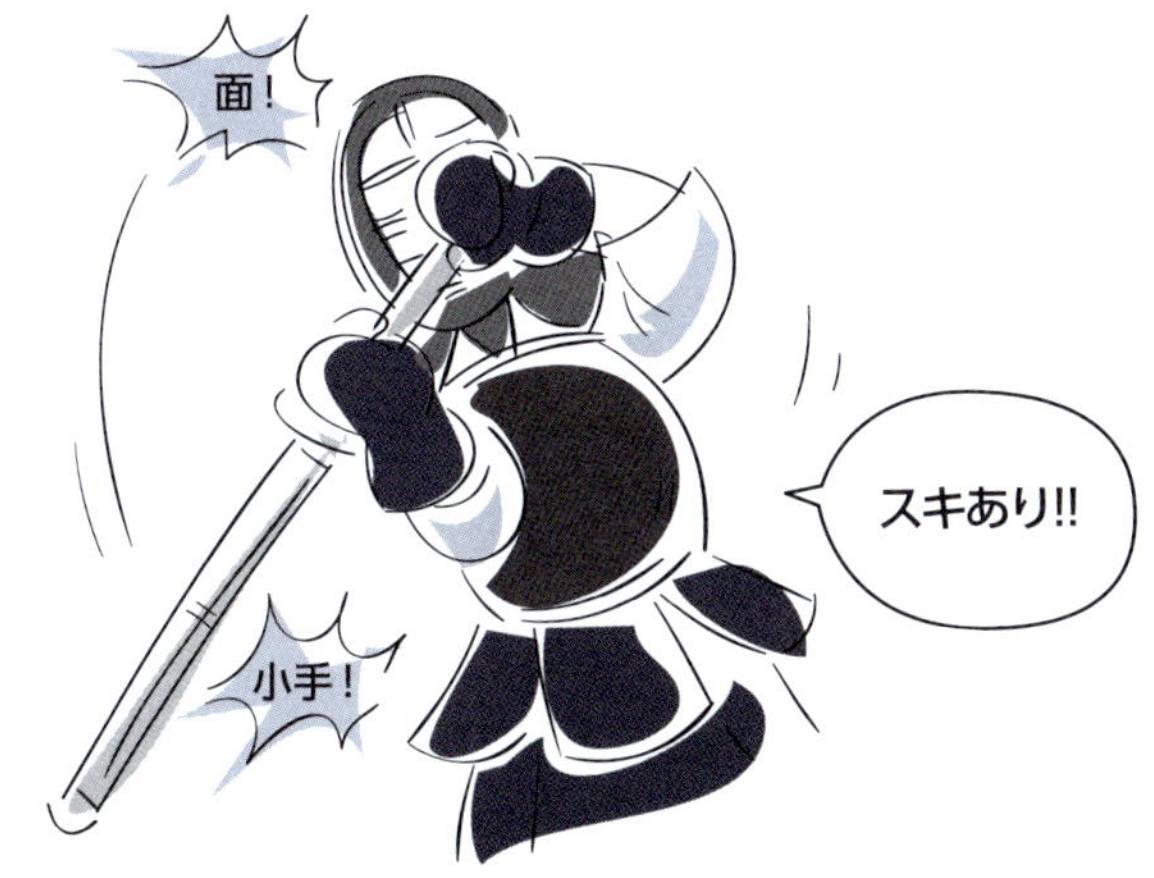

5 利尿薬を使い切る

● ループ利尿薬抵抗性

すでに述べたように、「目に見える」うっ血解除(decongestion)は、「目に見えない」心不全予後をも改善させます。しかし、現場はうっ血を残すことを良しとは考えていないはずです。水を引きたくても引けない、多くはループ利尿薬抵抗性の問題があります。

この数年、利用薬抵抗性が注目されています。単に治療に難渋するだけでなく、利尿薬抵抗性そのものが予後不良因子、患者特性を表すキーワードとなりました。通常、フロセミド40 mg投与時の体重減少やイン・アウトバランスで表現されています。

● フロセミドを使い切る

巻末資料p.104「ループ利尿薬によるうっ血解除のコツ」

利尿薬抵抗性を嘆く前に、利尿薬の代表であるフロセミドを理解し、最大限の効果を発揮させる必要があります。重要な点は二つです。**血圧を保つ**こと。そして、矛盾するようですが、少量でも構わないので**レニン・アンジオテンシン・アルドステロン系阻害薬を併用する**こと。

また、フロセミドは尿細管内でアルブミンと結合してはじめて作用できるので、低アルブミン血症を改善することも大切です。心不全栄養は、悪液質対策だけではなく、フロセミド対策でもあるのです。

フロセミドは短時間に大量の利尿が生じてしまうため特に高齢者では長時間作用型のアゾセミドな

どが服薬コンプライアンス的に好まれ、予後も良好との報告もあります。**朝アゾセミド60mg ＋ 昼フロセミド20mg**は、インスリンの中間型＋速効型と同じくらい、私の常套手段です。

●薬剤を併用した利尿

ループ利尿薬を慢性投与すると、下位の遠位尿細管に細胞肥大を通じて、利尿効果が弱まってきます。その際に、作用部位が異なる他剤を追加すると利尿が増強することがあります。ときにサイアザイドや抗アルドステロン薬の追加などです。

最近では、抗バゾプレシン拮抗薬が汎用され、高度腎機能障害例でも利尿が図られ、低血圧に左右されにくい点は重症患者にも有利です。特に、低Na血症の是正により血漿浸透圧が上昇するためか、体浮腫や胸・腹水、肺水腫など血管外のうっ血を解除しながらも、血管内の有効血液量を保持させる印象があります。

いずれにせよ、**一つの利尿薬だけにこだわらず、さまざまな利尿薬を適宜混ぜながら**、三ところ攻め、四ところ攻めする組合せ治療が、有効で副作用も回避でき、一般的になりつつあります。

第五章 予後を見据える

1 左室逆リモデリング

●傷んだ心臓は治る

この四半世紀、心不全管理の標的は「予後」へとシフトしました。しかし、目の前で命が左右される「目に見える」世界のみで戦ってきた循環器医にとって、「予後」という「目に見えない」治療は、決して楽しくありません。現場医師の気持ちを高めるため、そして何より、患者の状況に合わせたオーダメイドの治療を行うためにも、打開策が求められています。**「目に見えない」治療効果を「目に見える」指標を使って予測したうえで、治療展開に結びつける試み**です。ここで注目されているのが、左室逆リモデリングです。

第一章で、心筋線維をゴムに例えました。ゴムは、伸ばせば伸ばすほど永遠に縮む力が強まるかというと、どこかでビヨーンと伸びきってしまい、逆に縮む力を失っていきます。医学生時代の私は、「心臓は再生能力がないので、悪くなった心臓は絶対によくならない」と習いました。結果として生じた心不全では、伸びてしまった心筋がかろうじてまだもっている心機能で何とかやりくりする治療法しかないと信じられていました。しかし、ゴムが伸び切るまえに、逆に伸びたゴムを縮めていく治療が登場しました。**β遮断薬と心臓再同期療法が、左室逆リモデリングをもたらす代表的な治療法**です。

「目に見えない治療」の「見える化」へ

さらに、心臓の動きや形が回復するという「目に見える」指標が、「目に見えない」予後を反映することがわかってきました。大規模臨床試験を網羅すると、左室駆出率を10％以上改善させた治療法は、高い確率で予後をも改善させたのです。「目に見えない治療」でもたらされる効果が「目に見える」形で把握できたら、「目に見える治療」が大好きな循環器医も興味をもって取り組んでくれるはずです。

それと同時に、心不全だけではなく**循環器診療の多くは、今や「目に見えない治療」で患者の将来が左右されます。**私たちがアンテナを張り、真実を見極め、適正な情報に耳を傾けるよいきっかけとなるのが、左室逆リモデリングだと思います。

2 再入院を防ぐ脚本

巻末資料 p.105
「慢性心不全の進行速度を遅らせる4つの戦略」

●最大の敵は再入院！

さまざまな面で治療が進展しているにもかかわらず、心不全領域で一向に予後改善の兆しがない二つの病態があります。一つは、予後改善薬が見出せないHFpEFです。もう一つは、意外にも入院下心不全です。

確かに、デバイス治療などの導入で、入院中の予後はわずかですが改善傾向にあります。しかし、むしろ増加傾向にあるのが、退院後あっという間に再入院してくる患者群です。

ところで、入院が必要となるような心不全増悪イベントは、臨床的にどんな悪影響を及ぼすのでしょうか。まずはじめに、入院歴こそ、最悪の患者背景である点です。過去に心不全入院した患者は、予後が悪いと思っておきましょう。繰り返し入院は、それだけで戦いに覚悟を必要とする患者です。

二つ目は、心不全増悪のイベント自体が心臓にダメージを与えている点です。入院イベントを繰り返すことで、心臓のレベルは徐々に下がっていきます。ボクサーが何度も打たれていくのに従って、弱っていくのと似ています。入院に導くハードパンチを起こさせない、あるいは、パ

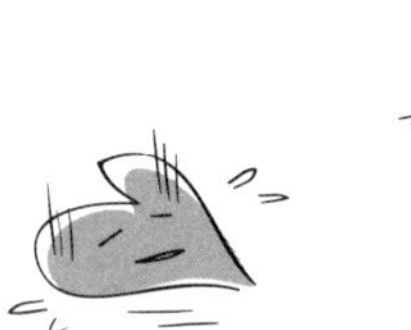
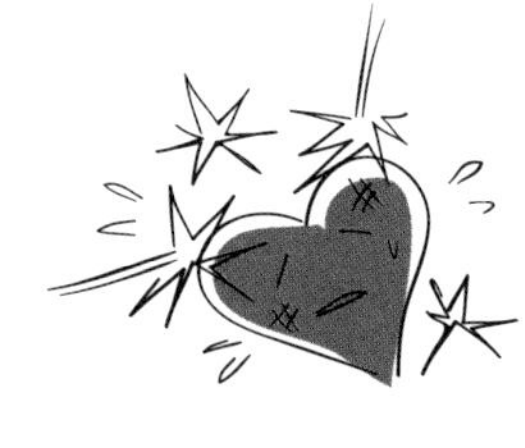

ンチを受けてもダメージを最小限にすることで、心不全全体の予後を改善できるはずです。**急性期治療は慢性期治療でもある**という新しい考え方です。

巻末資料 p.105「心不全再入院を防ぐ2つの戦略」

● 再入院をどう防ぐか?

心不全再入院の病態モデルを考えましょう。入院治療により心不全は軽快し、退院に至ります。しかし、外来管理中に少しずつ心不全は悪化します。悪化の程度が、入院加療が必要なほど進んでしまう—つまり、入院閾値を超えると、再入院が必要になります。この再入院を防ぐ方策は、二つ考えられます。

まず一つは、**退院後に進む悪化の速度を緩める**ことです。もちろん、予後改善薬をしっかり使うことが大前提ですが、クスリの効果が限定的な患者も少なくありません。その際は、チーム医療を含めた包括管理に期待しましょう。必要なのは、担当医師の意識改革です。

もう一つは、退院時の状態です。入院閾値ギリギリに近い、余裕のない状態で退院するのか、あるいは入院閾値からかなり遠く低いところ、少しくらい悪くなっても入院閾値を超えない余裕を持った状態で退院するのかでは、その後の転帰が異なります。言い換えれば、**入院中に十二分の治療介入を行う**ことが重要です。なかでも、うっ血をどれだけとりきるかが勝負の鍵となります。

3 失敗しないという考え方

●急性心不全の治療標的は何か

急性心不全は、リスクの高い病態です。状態そのものが高リスクなだけではなく、治療行為もまたリスクを抱えるという意味です。

急性心不全を治療する最大の目的は何でしょうか。まず、目の前の危機を乗り越え、患者を死なせずに生き残らせることです。次に、生き残らせ方ですが、治療介入の過程で、他臓器を含めてこうむる犠牲を最小限に食い止めることです。そして、急性期を乗り切れたら、慢性期に良好な形で橋渡しすることです。

それぞれの過程で、薬物療法の限界を知ることが大切です。薬物療法だけでしのげない急性心不全では、デバイス治療や外科的介入をためらってはいけません。

巻末資料p.106「クリニカルシナリオ：心不全急性期治療における第一手」

●急性期の first touch

心不全超急性期では、患者の救命と苦痛改善を最優先します。すなわち、**血行動態の改善、酸素化、一部の基礎心疾患除外**の三つに集中します。

血行動態への介入薬として、うっ血に対しては血管拡張薬と利尿薬を、末梢循環不全ではカテコラミン薬の静脈内投与を行います。酸素化には、半起坐位にて酸素投与もしくは非侵襲的陽圧換気療法を活用し、収縮期血圧が90 mmHg以上あれば硝酸薬のスプレー剤舌下噴霧を行います。受診時の収縮期

巻末資料 p.107
「症例経過で理解する⑤」

血圧を用いたクリニカル・シナリオ（CS）は、非専門医にも使いやすい治療戦略の目安です。血圧高値のCS1ではときに急性心原性肺水腫を引き起こしますが、後負荷上昇が心不全増悪の主要因とされ、血管拡張薬による降圧が推奨されています。

● 急性期で血管拡張薬に固執するリスク

このように、著明に血圧が上昇した急性心不全は末梢血管収縮が増悪原因とされ、afterload mismatch とよばれます。一方で、左室や大動脈が固くなると、容量負荷などの変化により、原因ではなく結果として血圧が上昇する現象がわかっています。例えば、入院時に収縮期血圧が210 mmHgの急性心不全に対し、不用意に血管拡張薬を使いまくっていると、突然血圧が急降下し、ひやりとする場面に遭遇することがまれにあります。機能的な因子だけでなく、器質的な因子も、血圧を規定しているためでしょう。

血圧の低値は、慢性心不全や急性増悪時のリスクです。これに加え、急性心不全での初期管理によって生じた人為的な血圧低下もまた、予後を悪化させます。CS1症例を中心に血管拡張薬が広く使われていますが、これだけに固執しすぎるがあまり、過量投与により生じる血圧低下は避けるべきです。

うっ血治療の第一手としては酸素化とフロセミド静注より開始し、そのうえでの第二手より血管拡張薬を調整したほうが血圧低下をきたしにくく、お勧めです。

先を読みにくい急性心不全で、リスクを抱えてまで100点満点を目指す必要性はありません。**失敗せ**

ず、無難に慢性期へ橋渡しする姿勢こそ大切です。慢性心不全への介入が、長い心不全管理での本当の勝負ですから。

4 入口の治療―かくれ心不全―

●「時間軸」という概念

心不全診療の難しいところであり、同時に、医療者として興味をそそられるのが、「時間軸」という概念です。ほかの疾患にも時間軸がないとはいいませんが、心不全診療においては、特に大きな意味合いをもっています。

心不全というのは、心臓のポンプ機能に不調をきたしている状態のことですが、そこに至るまでには、必ずその助走段階があります。リスク因子から始まり、心臓や血管が傷み、その結果心不全が表立ち、最終的には死に至る。このような進行性の過程を、AからDまで四段階のステージで表現しています。そして、それぞれのステージのなかにもまた、時間軸が存在します。

巻末資料p.106「心不全ステージ分類と治療法」

●ほとんどがステージAとB

症状がある心不全、つまり、ステージCとDの患者は心不全全体の1～2割に過ぎません。脚光を浴びやすいステージDに至っては、1％に満たない程度です。つまり、心不全の大部分は、症状のない患者だということです。

心臓というのは、徐々に傷害が進んでも、それと平行して症状が進むわけではありません。ある閾値を超えるまでは何一つ症状が表れず、閾値に達した瞬間、突然ゼロから100になるようなイメージです。つまり、「悪化が進んでいるのに症状がない」助走期間がとても長いわけです。これはステージBに相当し、最近では「隠れ心不全」ともよばれます。

ステージDにまで陥ってしまうと、根本的な治療の手立てがほとんどありません。状態がよくなったとしたら、それこそ奇跡か、あるいは、そもそもステージDではなかったと考えるべきです。会社も人生もそうかもしれませんが、状態が悪くなればなるほど、立て直しが困難で、介入によって得られる利益も少なくなります。

私自身、そのような症例に出会うたび、悪化の発端が芽吹いたときにもっと早く摘み取っていたら、と思わずにはいられません。無症状であるがゆえに危機意識が乏しく、ステージBもしくはC前半という助走期間に十分な手立てが行われない現状が蔓延しているからです。

●心不全を取り巻くいびつな管理実態

都心の病院で診療活動を行うなかで、特に痛感するのがステージAに対する過度な偏りです。ステージCとDは患者が困っていますから、当たり前ですが医者も多くは的確な管理を進めています。一方、ステージAは、高血圧や太りすぎなど、生活習慣病が主であるため、ときに医学的な専門知識以上に、テレビ番組や眉唾ものの民間療法まで玉石混淆の情報が日々発信され、情報量は必要を越えて飽和しています。

ステージAの重要性自体はまったく否定しません。ここで強調したいのは、高血圧だけで管理されている患者が、果たして高血圧だけに留まっているのかという点です。心不全を疑うのは、多くは症状が出現してからです。つまり、**多くのステージBが見逃されているかもしれません。**いえ、事実、見逃されています。なぜなら、外から相談を受ける病院医師の立場でみると、あまりにもステージB患者の紹介が少ないからです。

●心不全早期介入の重要性

ステージBから治療の手を加えた患者と、ステージCやDに至って初めて手を下した患者とでは、その後の転帰がまったく異なります。表だって症状がない「隠れ心不全」の時期に、いかにそれ以上進行させないように手を打てるか。当たり前に聞こえるでしょうが、これが大きな分岐点なのです。まさに今、先手先手で介入していく先制医療が求められています。心不全は時間軸が後になればなるほど、治療の効果が低くなるからです。

一番治療効果の高いステージB心不全を、最も拾い出せるのは、ステージAを守ってくださる地域のプライマリケア医にほかなりません。専門医、専門ナースなどとよばれる私たちは、ステージDを支える治療を続けながらステージBを見出す方法論を地域に普及させる新たな努力の方向性が必要と思えてなりません。

5 出口の治療 ―こげつき心不全―

どこからが終末期か

「終末期の心不全はがんよりも予後が悪い」とよく囁かれます。治療手段も限られ、まさに「こげつき心不全」です。ところが、心不全という診断がついても、患者は死と結びつけることはまずありません。「あなたはがんです」と言われたときには、誰しも死を意識するというのに。ここには、心不全に対する社会の認知が低すぎるという問題提起が含まれています。一方、心不全のどこからを終末期と見なすかが、もう一つの大きな問題点です。

がん治療との大きな違いは、自信をもって「point of no return」を現場が判断できない点にあります。もうダメだ……と思っても、奇跡的に生き返ってくれた心不全症例に、多くの医師が出会っています。緩和医療の前提は、point of no return 判断の確立にあります。診断の議論をないがしろにして、緩和医療を無思慮に普及すべきではありません。

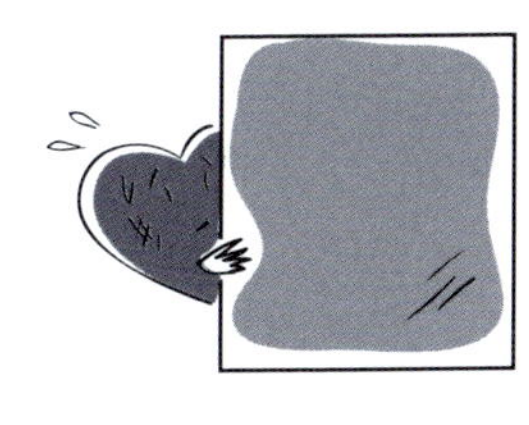

がん終末期医療との違い

終末期医療の方法論について、**心不全の領域にがん領域のノウハウをそのまま取り入れることはで**

きません。がんの終末期医療は、基本的にがんと闘いません。手術もしなければ抗がん剤も使わない。麻薬を使って痛みを取り除くなど、さまざまな支持療法を行うのみです。

ところが、心不全の苦しみは、心不全自体から起きています。心不全で一番のつらさは息苦しさですが、麻薬や鎮静薬だけで対処するのは困難で、心不全をコントロールしないと十分に制御できません。つまり、心不全の終末期医療は、心不全と闘い続けなければなりません。

●救命から看取りへ、新たな循環器診療像

これまで循環器領域では、命を助ける、つまり救命という概念しかありませんでした。「最後まで戦い続ける」使命をもって、頑張り続けました。そこに、いま「看取る」という新しい概念が大きなウエイトを占めつつあります。「苦しみを和らげ静かな最期を看取ることも大切な医療従事者としての役割である」ことを認めていくパラダイムシフトが必要です。

●「死に方」に向き合う

「mode of death」、つまり「死に方」という言葉があります。心不全全体の mode of death のなかで、ポンプ不全は実は半分で、残りの半分を占めているのは、**不整脈による死亡**です。この心不全の mode of death に対して、私たち循環器医がどういうふうに対峙していくのか、意識をしているでしょうか。何をもってして、命の担保をはかるのか、あるいははからないのか。人生にどのような目的があるのか、あるいはないのか。予期せぬ死の可能性をどう位置づけ、どうバックアップするか、

あるいはしないのかを決める必要があります。

それはガイドラインで一律に語れるものではなく、患者ひとりひとりによって異なるものです。医師は現状を正確に把握し、広く受け止め判断できる許容や素養がないと、この問題に対峙できません。心不全診療というのは、そういう世界なのです。

われわれ循環器医の「眼差し」が問われています。

第六章
原因治療を忘れるな

1　優先順位を意識した治療の組み立て

●病態は二つのヤマで考える

ここまで話した心不全の話は、実は全体のなかの一翼に過ぎません。心不全患者の病態を理解し、治療を組み立てるには、常に大きな二つのヤマを意識します。一つは、原因はともあれ、結果としてどんな状態になっているかというヤマ。もう一つは、そういう状態がなぜもたらされたのか、その原因のヤマです。心不全

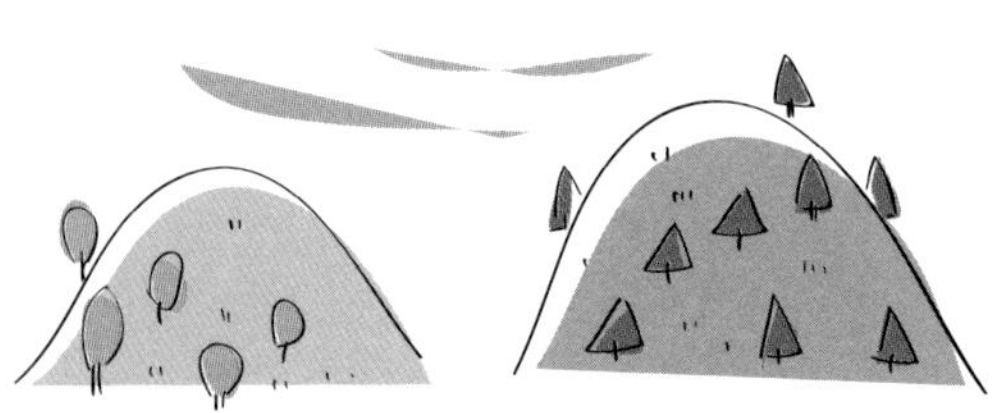

という名称は、病名ではなく、状態名です。結果として心不全をきたすような、さまざまな原因が存在します。結果としての「状態」とその「原因」という二つのヤマを意識することは、心不全に限らず、すべての診療に通じる病態論の基本です。心不全は「状態」のヤマですから、残りの「原因」のヤマを忘れないことが大切です。

●二つのヤマを見極める順序立て

最も大切なのは、この二つのヤマへの治療介入を、どのような時間軸で進めるか、その順序立てです。

多くの場合は、結果としての「状態」を優先させます。例えば、心臓が今にも止まりそうな「状態」の患者がいたとします。その患者を目の前にして、「なぜ心臓が止まる『状態』になっているのか?」など と腕を組んで「原因」を考え込むうちに、患者は命を落としてしまいます。心不全患者に出会った場合、原因はともあれ、まず危険な「状態」からいかに脱却させるかが管理の第一歩です。

巻末資料 p.108
「超急性期で見逃さない基礎心疾患」

●病態解釈の順序が異なる例外を覚える

ただし、例外的に二段構えではなく、「状態」介入と同時進行で「原因」を意識し治療に当たるべき状況が六つあります。

まず、①急性心筋梗塞です。冠動脈閉塞が心ポンプ機能低下の進行原因であり、一刻も早い血行再建がさらなるポンプ低下を防ぐ最大の治療です。次に、②急性の僧帽弁逆流と大動脈弁逆流です。外科的な修復が基本であり、急速に血行動態が破綻する疾患だからです。慢性の弁逆流と鑑別する際に、左室の拡大がみられない所見が最も重要です。③急性心筋炎は、先が読めずとても怖い病気です。集中治療室で管理し、急変に備え、体外循環用に大腿動静脈にシースを静置する慎重さが必要です。

さらに次の三つは、水引き過程で低心拍出が露呈しやすい疾患群です。まずは、④大動脈弁狭窄症です。高齢者では疑ってかかりますが、それでも心エコーで大動脈弁が十分に描出できない場合があります。次に、⑤肺血管抵抗が著高した肺高血圧や肺血栓塞栓症が挙げられます。最後に、⑥拘束型心筋症や収縮性心膜炎といった高度な拡張障害です。

●原因の探索は除外診断を優先に

ただし、心不全管理においては、原因介入が必須ではありません。原因に対して治療法がない疾患がたくさんあるからです。例えば、心筋症の多くは原因がわかって

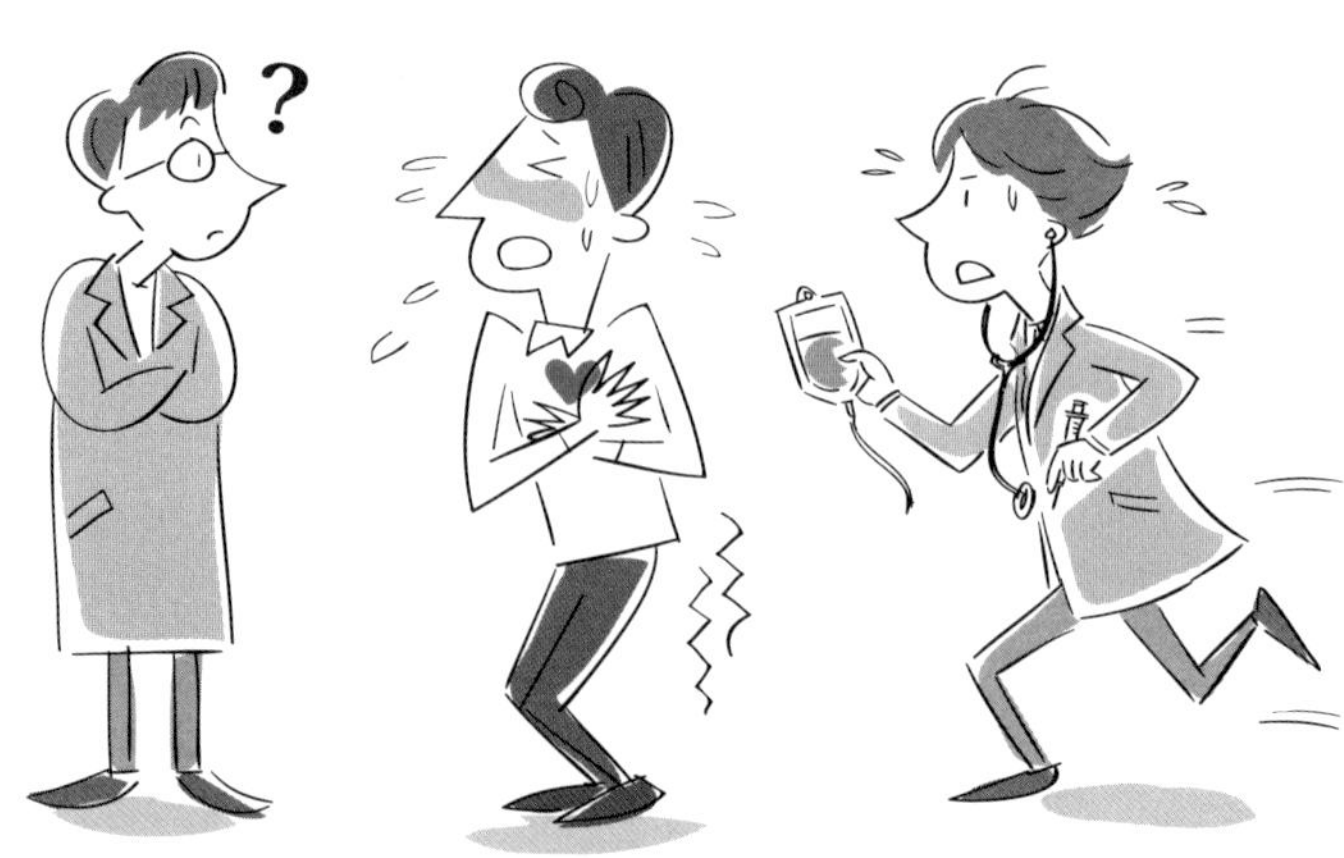

いません。しかし、治療法が存在する心筋症もあります。重要なのは、原因検索に関してふろしきを広げ過ぎず、治療が存在する原因疾患を優先して除外する態度です。弁膜症や冠動脈疾患など、原因治療の進歩が著しい疾患もあります。鑑別すべき疾患群をチェックリスト的に、常に頭のなかで羅列しておきましょう。どれにも当てはまらなかったら、原因治療はなく、状態としての心不全に専心するしかありません。

2 HFpEF の落とし穴

●果たして HFpEF は特別視すべきなのか

HFrEF 治療と HFpEF 治療との違いは、遠隔期予後を改善させる慢性心不全の治療ツールが存在するか否かの違いでしかありません。

一方、病態の違いにかかわらず、急性期に適切かつ速やかに治療介入することは、予後を改善させます。「目に見えて」よくさせるためには、水を引き、血管を開き、心拍数を適正化して、末梢循環を保持させるために心拍出量が不足するなら強心作用を加える……つまるところ血行動態の是正であり、それは左室駆出率の違いで大きくは変わりません。現場の立場からみれば、HFpEF を特別視しすぎる風潮は好ましいとは思えません。

●除外診断名としての HFpEF

HFpEF は、「心不全全体の半分ほどを占める」との報告さえある一方で、予後改善薬は見つかっておらず、やや治療に投げやり感が漂う疾患群です。HFpEF というと、心筋の肥大や老化に伴う拡張障害で、老人心や高血圧性心疾患を思い浮かべます。しかし、HFpEF 診断は、まずはじめに既存の原因疾患を除外したうえで進める点が最も重要です。例えば、心臓アミロイドーシスや Fabry 病があります。心臓サルコイドーシスの炎症極期も否定できません。収縮性心膜炎や肺動脈性肺高血圧も心不全を呈しながら、左室駆出率は保持されます。左室駆出率の数字だけで HFpEF だと診断し、基礎疾患の鑑別抜きに治療を進めてはなりません。特異的な治療法を見逃してはいないか、根本治療のない HFpEF であるがゆえに、しっかりした目配りが大切です。

3 拡張型心筋症とサルコイドーシス

●心臓サルコイドーシスを見逃すな

心筋症の多くは、原因治療がないと述べました。しかし、なかには診断や治療が向上し、原因治療が一般化した疾患があります。その代表が、心臓サルコイドーシスです。

サルコイドーシスは、全身疾患です。他臓器(眼、肺、皮膚など)での発症例では、そもそもサルコイドーシスが念頭にあるため、心臓に変化が現れたときに即座に関連付けて考えられます。ところが、サルコイドーシスが心臓の徴候から始まる例を経験するようになりました。さらに、心臓にしかサルコイドーシスがないという特殊病態も体系づけられました。しかし、ヒントがない患者でのサルコイドーシス診断は難しく、循環器医は長らく診断できずにいました。思い浮かばず、診断に至らないうちに、ときに病状が進行していました。

心臓サルコイドーシスの特殊性

サルコイドーシスは、昔でいう難病ですが、すべてが重症とは限りません。罹患臓器によっては、病状は進行せず、自然に消滅する場合すらあります。ところが、心臓となるとまったく別の話になります。

心臓サルコイドーシスは進行性の経過をたどり、サルコイドーシスの予後は心臓に罹患しているかどうかで決まります。一方で、原因治療としてステロイドという治療薬が存在し、使用の有無で予後に雲泥の差がみられます。ステロイドという有効兵器を活かすためにも、とにかく診断できることが何よりも重要です。

巻末資料 p.108「心臓サルコイドーシスへの2つの診断プロセス」

サルコイドーシス診断の決め手はポンプ不全とリズム異常

診断の第一歩は、見かけだけで心臓サルコイドーシスを思い浮かべられるかにかかっています。そのきっかけとして、ポンプ異常とリズム異常にかかわる代表的な所見がありますので、必ず覚えておきましょう。

ポンプ異常では、一様ではない左室壁の動きの悪さ。びまん性ではなく、なんだかデコボコした動きが特徴です。

リズム異常では、完全房室ブロックです。完全房室ブロックの原因としては、冠動脈疾患が有名ですが、サルコイドーシスも忘れてはなりません。

4 虚血は心不全診療の闇

●まず虚血性心不全を分類する

虚血性心疾患を基盤にした心不全は、大きく三つに分類されます。

急性心筋梗塞による急激かつ進行性の心ポンプ機能低下（急性心不全）
左室リモデリングを病態の基盤とした梗塞後心不全（慢性心不全）
心筋虚血に伴うハイバネーション（冬眠心筋）による心ポンプ機能低下（慢性心不全）

です。前二者の病態は、いずれも梗塞心筋量に大きく規定され、1分1秒でも早い冠動脈再灌流療法が勝負を決めます。

しかし、再灌流療法が津々浦々に行き渡っても、心不全はむしろ増える一方です。心カテの限界を知り、心不全予防の有効策を同時に練らなければなりません。

●虚血の解除は心不全治療の最善策か

虚血性心不全が起こる原因が、冠動脈の血流が落ちたことだとするならば、冠動脈の血流さえよくすれば、心臓が元のように動いてくれるはずです。しかし、話はそんなに単純ではありません。例えば臨床背景がまったく同じ虚血性心不全症例があったとしましょう。灌流心筋のバイアビリティが保たれ、同じような冠動脈の狭窄に同等の血行再建をしたとします。結果として血流が回復したにもかかわらず、心臓の動きが良くなる人もいれば、良くならない人もいるのです。

冠動脈の研究は、飛躍的に進みました。冠動脈の血流をルーチンで簡単に測定できるようにもなりました。それに伴い、治療法も進化しました。しかし、冠動脈病変のために動かなくなった心筋が、冠動脈治療によってどう反応するのか、いまだに予測が難しいのです。言い換えれば、冠動脈治療以外にどう心不全治療を組み合せるかが重要なわけです。

●虚血性心不全とβ遮断薬

左室逆リモデリングをもたらす治療介入は、予後改善効果が高いことは述べました。虚血性心不全では、β遮断薬による心室逆リモデリング効果が乏しいことが知られています。しかし、大規模臨床試験やメタ解析では、β遮断薬による心不全例での予後改善効果は、虚血性と非虚血性とで有意な差がみられません。再梗塞などの虚血イベントや重症不整脈による心臓突然死など、心不全増悪以外のイベントが、β遮断薬で抑制される可能性が指摘されています。

心不全というと、心ポンプの良し悪しばかりに目がいきがちです。しかし、左室逆リモデリングが出現しないからといって、心不全予後の改善にβ遮断薬が無効だと早合点してはいけません。

5 不整脈と心不全 —ニワトリが先か卵が先か—

●心臓に生じる二つの病気

先ほど臓器連関に触れましたが、心臓自身にも重要な連関があります。心臓の病気は二つしかありません。ポンプの病気とリズムの病気です。これまでこの二つの病気は別々に扱われることが多く、専門家同士にも交流はなく、互いに理解しあうこともありませんでした。

ところが、不整脈にアブレーションという根本治療が登場し、不整脈が心不全の増悪因子か否かを議論する機会が急増しています。その代表は、心房細動です。

心房細動例での心不全合併率も、心不全例での心房細動合併率も非常に高く、心房細動を合併した心不全の心房細動は治療すべ

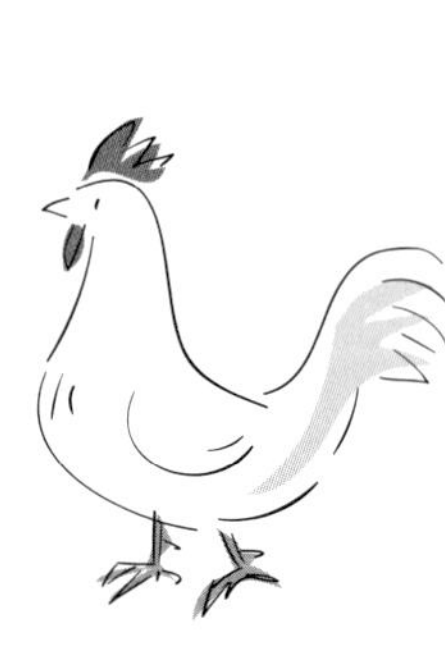

きか、という議論が巻き起こっています。

心房細動が有する臨床的意義

心房細動を、ポンプ機能的に考えると心房による心拍出がなくなることを言います。また、心室の応答が早すぎたり遅すぎたりで、心室による心拍出を低下させます。

一方で、頻拍誘発性心筋症の発生素因ともなります。ところで、心不全が存在すると、心房リモデリングや神経体液性因子の過刺激を通じて心房細動が発生しやすくなります。すなわち、心房細動は心不全の原因とも結果にもなりえます。

一般論として、心房細動の合併が心不全予後に悪影響をもたらすとの報告もあれば、さほど関係ないという報告もあります。「心不全に合併する心房細動は、片っぱしからアブレーションだ！」という乱暴な意見がまかり通らないのは、そのためです。

巻末資料 p.109
「症例経過で理解する⑥」

心不全の不整脈合併治療はするべきか？

個々の症例で、心不全増悪と心房細動の因果関係をつかむためには、病状を層別化する作業が必要です。私たちの検討では、慢性の病型でははっきりしなかった心不全予後への悪影響が、発作性の心房細動では明らかに心イベントの発生を増やしていました。

興味深いことに、発作性の心房細動が再度出現した症例の多くで、心房細動の出現と一致して心不全増悪入院がみられました。発作性心房細動によって心不全増悪イベントを繰り返す一群が明らかに存在するわけです。入院を繰り返すような重症心不全例では、心房細動「である」ことが重要なのではなく、心房細動「になる」ことが重要なようです。

心不全と心房細動を一緒くたに論じることには、限界があります。臨床経験からいえば、心房細動が有する心不全への影響は個々の症例により異なります。新たな視点で、リズムとポンプを結びつける必要がありそうです。

6 エビデンスなき抗血栓療法

●なぜ心不全では血栓症が重要なのか

そもそも血栓ができる要素は大きく三つあり、「Virchow の三徴」とよばれます。まず、固まりやすいという血液の成分自体の問題です。次に、循環が遅いということ。流れが遅くなると血は固まりやすくなります。最後に、血管内皮が障害されることです。血管のなかにある血液がなぜ固まらないかというと、最大の功労者は血管内皮です。内皮が障害されると、凝固因子が活性化し、血が固まるのです。

心不全では、ポンプ機能低下による循環障害、次に致死的な不整脈、この二つに議論が集約されがちです。しかし、忘れてならないのは、血栓塞栓症です。この三つの要素を有している最たる病態が、実は心不全なのです。いくら心不全を良くしても、その過程でアポらせたら負けなのです。

●心房細動が合併した心不全の抗凝固療法

心不全は、$CHADS_2$スコアでの一項目です。心不全例に心房細動が合併すれば、臨床背景がどうであれ、自動的に抗凝固療法を導入すべきと判断されます。心房細動に心不全が合併しているか否かで、ワーファリン 対 DOACの解釈を大きく変える必要はありません。

問題は、隠れた心房細動をどう拾い出すかにあります。心不全増悪による初診時に心電図が洞調律だと、発作性心房細動の可能性、さらには抗凝固療法にまでは、とても気は配れません。誰もが、脳梗塞を機にはじめて心房細動の合併に気づき、愕然とした経験があるでしょう。

発作性心房細動を疑える機会は、どこにあるでしょうか。安定した心不全例にもかかわらず、BNP値が200pg／mLを越えるときもあれば、30pg／mL程度のときもあり、大きな変動幅に首をかしげる症例がいます。心不全患者における心房細動は、50pg／mL程度のBNP値上昇効果をもちます。また、夜間頻尿により、夜間の心房細動や無呼吸の合併に気付くことがあります。「この心不全には心房細動が合併していないか？」と疑ってかかる姿勢が常に必要です。

●洞調律の心不全の抗凝固療法

心房細動と異なり、洞調律の心不全例では、抗凝固療法のエビデンスがほとんどありません。内外の心不全ガイドラインでは、心房細動もしくは過去の塞栓イベントがない限り、抗凝固療法は推奨されません。ただし、これはあくまで一般論で、多様な心不全症候群を網羅してはいません。

例えば血栓塞栓リスクとして、左室瘤に加え、左室緻密化障害、肺高血圧、左室内もやもやエコー像を挙げている報告があります。また、好酸球増多症候群に伴う心内膜下血栓は、まれではありますが、抗凝固療法が必要な代表疾患です。

現況の保険では、洞調律の慢性心不全にはワーファリンしか使えません。ワーファリンの限界は、TTRの低さに基づくとの意見があります。ワーファリンのTTRが特に低い代表疾患が、心不全です。PT-INR値が不安定な患者に心不全合併が多いのは事実です。今後、こうした観点で、心不全での抗凝固管理を考えることがますます重視されそうです。

第七章 患者とスタッフをやる気にさせる

1 ムンテラの妙

全員参加の心不全管理とは

心不全の病態は、患者ごとに千差万別です。治療の幅も広く、管理法も担当医師ごとに十人十色です。不確定要素を抱えながら最善の治療を選択するためには、患者と真摯に向き合う心と技術が必要不可欠です。

心不全治療は、バランス感覚が必要な作業です。心臓の負担を軽くする治療は、どこか他の臓器に負担をかけます。それは、シンプルなある部分だけを治せば完了する部品治療とは異なり、ときに患者を不安にさせてしまいます。心臓の治療過程で、ときに腎臓が悪くなるデータを眺めることもあるわけですから。

こうした治療を行うとき、医師はまず病態と治療について、自分自身のなかで考えをまとめ、自らが納得しなければいけません。

次に、患者が理解できるように、わかりやすい言葉で表現できる技術が必要です。担当医師が患者に寄り沿うのは当然ですが、患者の心も医師に寄り沿わないと、心不全管理は成就しません。患者も一緒に治療へ参加し、自らを管理していく。心不全管理の脚本を描くということは、そんなプロセスも含みます。

医療チーム内でも同じです。看護師、ＰＴ、薬剤師、栄養士。かかわるすべてのメンバーが、医師の描いた脚本を理解し、言葉を共有し、言葉で表現できる環境を整えることが、成功をつかむ鍵です。

●ムンテラが決める心不全治療

心不全管理のなかで、ムンテラがもつパワーは計り知れません。私が「目に見える治療」「目に見えない治療」というフレーズを作ったきっかけも、とにかく患者にこちらの意図を理解してもらい、治療に付いてきてもらいたかったからです。

今どきの心不全治療では、バランスを取る作業とともに、時間軸により治療が変わる点を患者に理解してもらうのが大変です。強心薬でスタートしたかと思ったら、途中でギアチェンジして、β遮断薬という真逆な薬を使うわけです。病相に基づき治療標的が変化する様を、それだけ医師が的確に説明できるかです。説明が下手だと、みんなが不安になります。なぜ途中でギアチェンジして反対の薬を使うのか、どんな点に気をつけて治療をつづけていくのかなど、ひとつひとつ分かりやすい言葉で説明するのです。

また、心不全は、最善を尽くしても十分な効果を得るのが難しい病態です。心臓の状態がもともと30点だったら、治療で良くなるのは62点まで。合格点の80点までの足りない部分は、患者自身による自己管理など、医師の治療以外の部分で補う必要があります。ここでも、ムンテラの魔術を効かせる必要があります。

ムンテラをバカにしてはなりません。ムンテラの上手・下手で、患者の心は変わります。心不全治療の半分は、ムンテラが握っていると言っても決して言い過ぎではありません。

2 水と塩は制限すべきか

●塩を理解する

水と塩は、心不全管理において欠かせない話題です。病態や管理だけでなく、人間の欲望にかかわる項目であり、扱い方次第では患者の心が逃げていきます。

まずは、塩についてです。塩は水を抱きかかえて、体内に貯まります。なかでも、心不全は塩を溜め込む病態です。体液が増加すると、前負荷が増し、心不全を悪化させます。利尿薬は、腎臓に負担を強いてでも、身体から塩を強制的に排出させるクスリです。このことからも、心不全管理には塩制限が重要なことがわかります。

●塩制限を阻むものは？

人間は、結果が目に見えないと動かない動物です。塩制限の最大の問題は、摂取した塩分量が目に見えない点にあります。塩を摂りすぎたかどうかを把握できれば、「しまった。摂り過ぎたなぁ」と反省できます。糖尿病食では、「80 kcal 一単位は、各食品でこれだけ」と目に見える形で把握できます。しかし、塩は食材や食品にかくれてしまい、作った人にしかわかりません。

高血圧では、スポット尿で塩分摂取量を推定する方法が活用されています。しかし、心不全では一筋縄でいきません。心不全では重症化するほど塩を体内に抱きかかえ、尿への塩分排出が変わってしまいます。加えて、塩を出す利尿薬の影響があります。現時点でいえることは、スポット尿の限界です。方法論の確立には、遠い道のりがありそうです。

●急性期の塩制限は必要か

どんな心臓病でも、塩制限を行うことが半ば常識でした。ところが、心不全の急性期に限っては、比較臨床試験の結果から塩制限の有効性に疑問符が付いています。むしろ、塩を入れて急性期を乗り切る手法すら提案されています。重症心不全例で低ナトリウム血症が出現すると、浸透圧の低下から血管内ボリュームを維持できず、血行動態が不安定になり、臓器灌流が十分保持されないからです。心不全急性期の一定期間は、塩制限をすべきでないとの管理が一般化するかもしれません。

●水制限は必要か

水制限も、塩と同様、半ば慣例的に行われてきました。ところが、いくつかの臨床試験を通じ、水制限が心不全の予後を改善する結果は得られませんでした。すべての心不全患者に水制限をする必要はない、というのが現在の考え方です。それと同時に、水制限がどうしても必要な心不全も層別化され始めました。きわめて重症な心不全、高度な腎機能低下、低ナトリウム血症の3病態です。

「のどの渇き」は、生命維持にかかわる最も原始的な欲求です。これを制限することは、人間としての尊厳さえも奪います。塩制限も同じことです。患者に根拠の乏しい縛りを設けることは、包括管理の基本を崩しかねません。特に、食の問題には繊細な感覚が必要です。管理というと制限ばかりが先行しがちですが、縛りを解くという管理も作ることで、医師が書いた脚本についてきてくれる気がします。

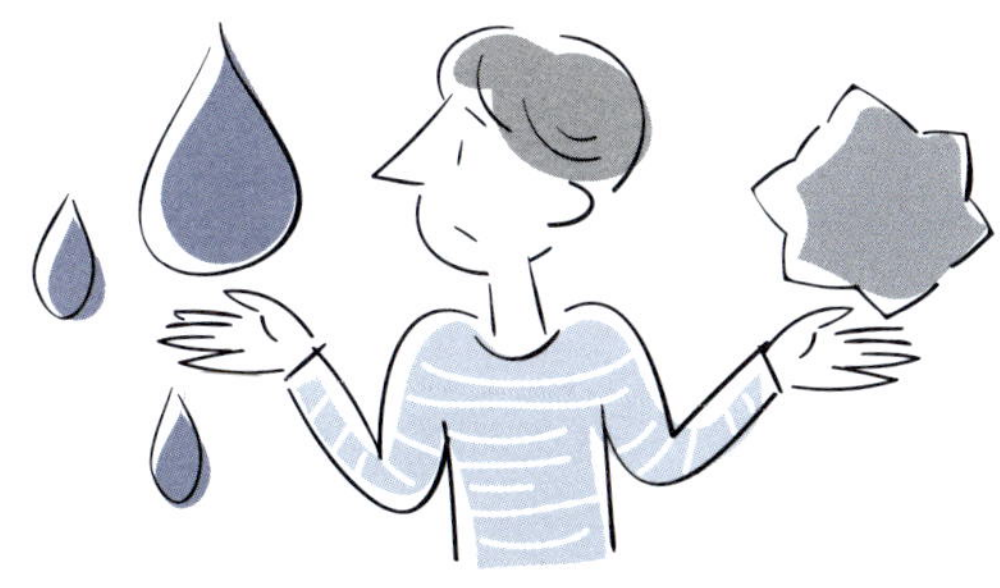

3 薬剤師に期待する

●服薬コンプライアンス

心不全再入院の患者では、薬をきちんと服用していなかった、という原因がときどきクローズアップされます。コンプライアンス不良という患者の特性に話をもっていきがちですが、医療者に工夫の余地はないのでしょうか。

まず、マルチファーマシーです。10何種類ものたくさんのクスリが、当たり前のように出されています。ぜひ、ひとつひとつの薬がもつ意味を再検討してみてください。飲んでも飲まなくても五十歩百歩の結果しかもたらさない薬だったら、もうそれは出さない、という姿勢も必要です。心疾患の予後は薬の数と相反すると報告されています。心不全は、患者に長く付き合ってもらう必要がある病態だからこそ、服薬をなるべくシンプルにする努力が必要です。

もうひとつは、服薬遵守の把握法です。患者に聞けば、「ちゃんと飲んでる」と言うに決まっています。自己管理の向上には、自身の態度をフィードバックできる手法が必要です。残薬を把握するにはクスリのありかを一定にして、家族や介護者に見守ってもらうシステム作りが必要です。

●トリプルセラピーを徹底させる

最近行われた難治性心不全の服薬動向の調査では、トリプルセラピーを実施しているケースは、全体のわずか4割に過ぎませんでした。「目に見えない治療」の徹底には、もちろん担当医が自覚することが重要ですが、それだけでは無理だと理解すべきでしょう。

以前私は、病棟薬剤師に心不全入院患者の退院時処方内容を調べてもらいました。トリプルセラピーにも抜けが多く、担当医師からは「選択肢として思い浮かばなかった」との回答もありました。そこで、薬剤師から担当医に向けて推奨薬剤を提示し、退院後外来も含めしつこく処方動向を探りました。薬剤師から問い詰められることほど、担当医が嫌がることはありません。第三者の評価で「目に見えない治療」を意識し、処方遵守率は向上しました。

アドヒアランス向上を鍵に、いかに薬剤師を参画させるか、チーム医療で最も伸びしろの大きい部分です。

4 効率を意識したチーム医療

●チーム医療での医師の役割

チーム医療の成功の鍵は、システムとして目標を共有することです。

現代の心不全は、加齢と多疾患有病という特徴をもっています。循環器疾患には馴染みがなかった終末期医療の論点も加わりました。「チーム医療において医師は主導的役割を担わず、一職種

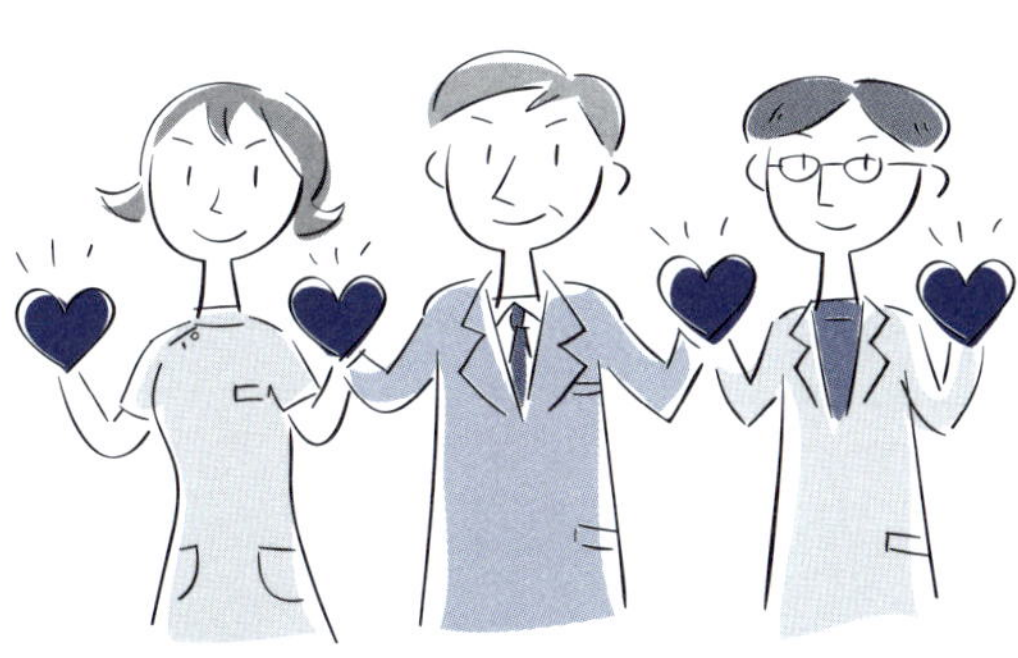

として参加すべき」と記載する成書も見かけます。しかし、欧米のナース・プラクティショナーのように、診療での決定権を有するナースはわが国には存在せず、医師のもとではじめてチーム活動が具体化します。医師の理解と協力なしでは、チーム医療は形骸化します。良否はともかく、現時点でのわが国の心不全チーム医療は、いかに医師を巻き込み、いかにリーダーたる医師を育成できるかにかかっています。

●チーム医療の型を作る

患者指導は、チーム医療での大きな役割です。患者管理を向上させる「三本の矢」は、チェックリストの徹底、指導ツール（手帳、患者指導）の固定化、そして症例ベースのカンファレンスです。

その一環として導入した、心不全入院管理クリティカルパス（パス）を紹介しましょう。多種多様な急性心不全の病態に、そもそも画一管理のパスの概念はなじみません。そこで、パス運用のポイントをしぼり、入院患者の約8割を占めるNohria-Stevenson分類profile B患者のみを対象とし、担当医に課す目標を点滴治療の日数制限と目標ADL達成後の早期退院のみとしました。

メディカルスタッフには、起坐呼吸の消失をもとに、リハビリテーションや患者指導を自律的に開始するスケジュールを組んでもらいました。この際に気付いたのは、部署をまたいだ情報交換が不十分なことが多く、指導項目に抜けや重なりが散見されたことでした。組織全体を遠くから眺め、横のつながりと分担の調整をかける役割は、リーダーである医師の重要な責務でした。

●チーム医療を阻むハードル

多忙な心不全診療の現場で、医療スタッフは「燃え尽き」と「逃避」に二極化しつつあるように思えます。今後も心不全患者は増加し、労務は増え続けます。チーム医療を普及させるには、治療効果だけではなく、効率も上げなければなりません。私の経験では、患者指導を個別面談から集団指導、そして、ビデオ指導と形を変化させることで、医療スタッフの拘束時間を減らしつつも、疾病管理に関する患者理解を保つことができました。

また、心不全チーム医療を健全な形で定着させるためには、労務に見合った報酬が必須です。しかし、新たな報酬を求めるには、エビデンスが求められる時代となりました。私たちが患者管理によかれと思う医療行為が、単なる自己満足でなく、患者の生存やＡＤＬ、さらには、医療経済的にも有効であることを実証させることが重要です。

今のままでは、心不全チーム医療は息切れを起こしてしまうでしょう。ここはみんなで力を合わせ打破すべきだと思います。

5 心不全地域医療は可能か

●危機をむかえる心不全診療

わが国での循環器入院は、心不全が断トツ、うなぎ登りで第一位を走っています。入院ベッドがすべて心不全患者で埋まり、虚血や不整脈のカテーテル治療のベッド確保ができないという地域も出始めるでしょう。病院単位での心不全診療も成り立たなくなるかもしれません。心不全患者の創出回避をしないと、間もなく大変なことになります。

●新たな地域医療の役割

これまで、チーム医療は院内でのチームでしかありませんでした。しかし、今後は地域へ飛び出し、包括診療を院外へと広げなければなりません。地域にチーム医療のノウハウを転写する体制作りです。

その際に重要なのは、まずやりとりする医療者間で共通言語を確立することです。なかでも、BNP値と下肢筋力の二つは、心不全の全体像を把握する意味でもとても重要です。

次に、地域における心不全管理の分担です。心不全患者には高齢者が多いので、支援を進めるのは医療か介護かという難しい問題が出てきます。一方で、心不全のステージによって管理の主体を変えるべきであり、今後も重症心不全は病院管理の守備範囲と考えるべきです。むしろ、地域医療が担うべきは、心不全をいち早く見つけ、進行を防ぐ役割です。つまり、心不全予防への大きな舵切りです。

おわりに

本書は、私が日ごろの心不全診療で何を考え、どう説明し、そしてアクションへ移すのか、脚色のない言葉で書き綴りました。そして、本書を読破した後の残像が消えぬうちに、ぜひ成書とよばれる教科書を読んでください。よりレベルの高い理解と実践に結びつくはずです。

心不全患者は今後ますます増加し、社会問題化することでしょう。その多くは高齢者であり、管理には治療スキルのみならず、哲学が必要となるはずです。そのような広い視点には、脚本書きの能力が欠かせません。本書が、みなさんの今後の診療の一助になれば幸いです。

平成29年8月

北里大学北里研究所病院
循環器内科 教授

猪又 孝元

巻末資料

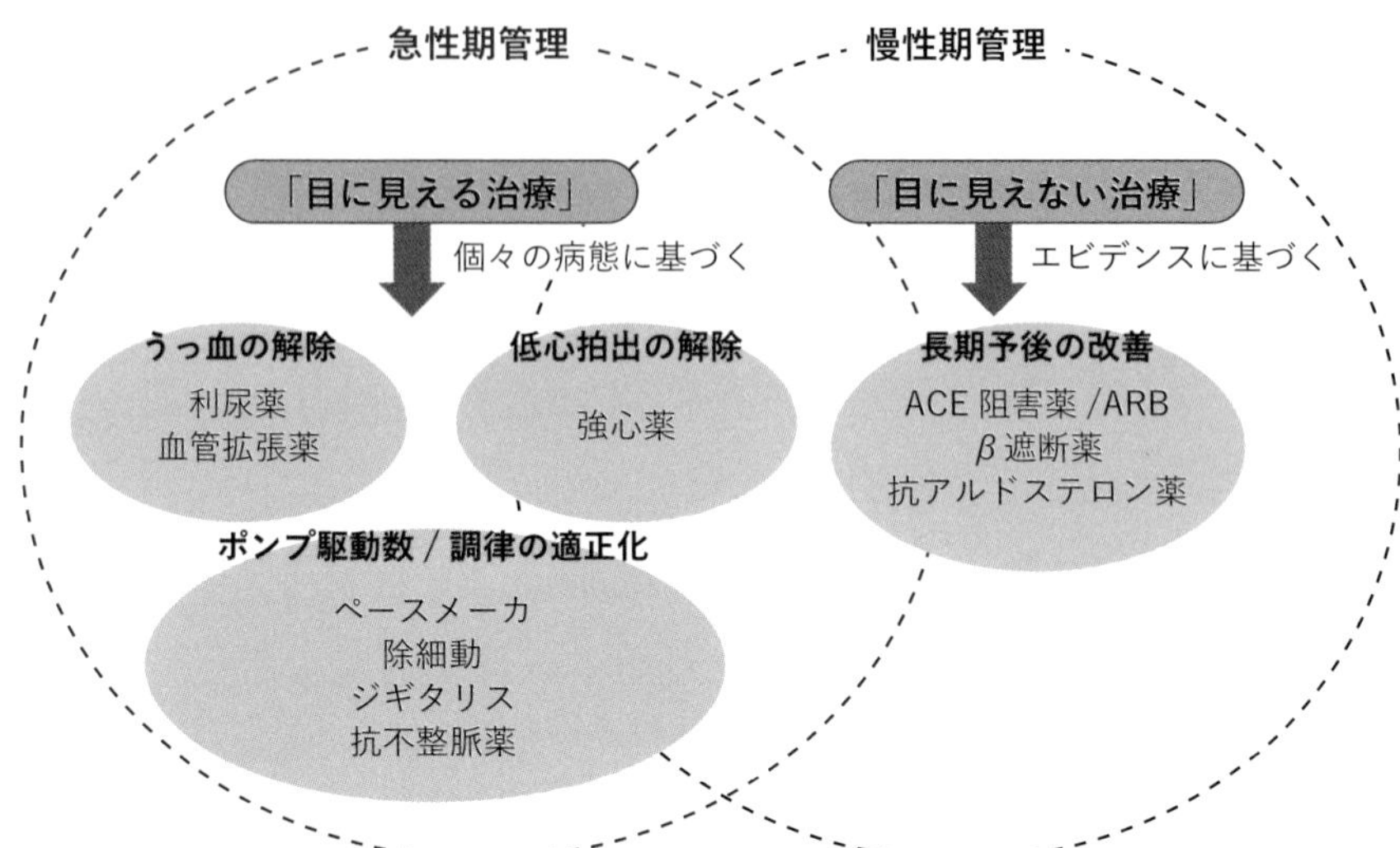

今どきの心不全治療のすみ分け

症状を和らげる「目に見える治療」と、予後を改善させる「目に見える治療」とに大別される。それぞれ主に、急性期治療と慢性期治療で用いられる。➡ p.4 第一章参照

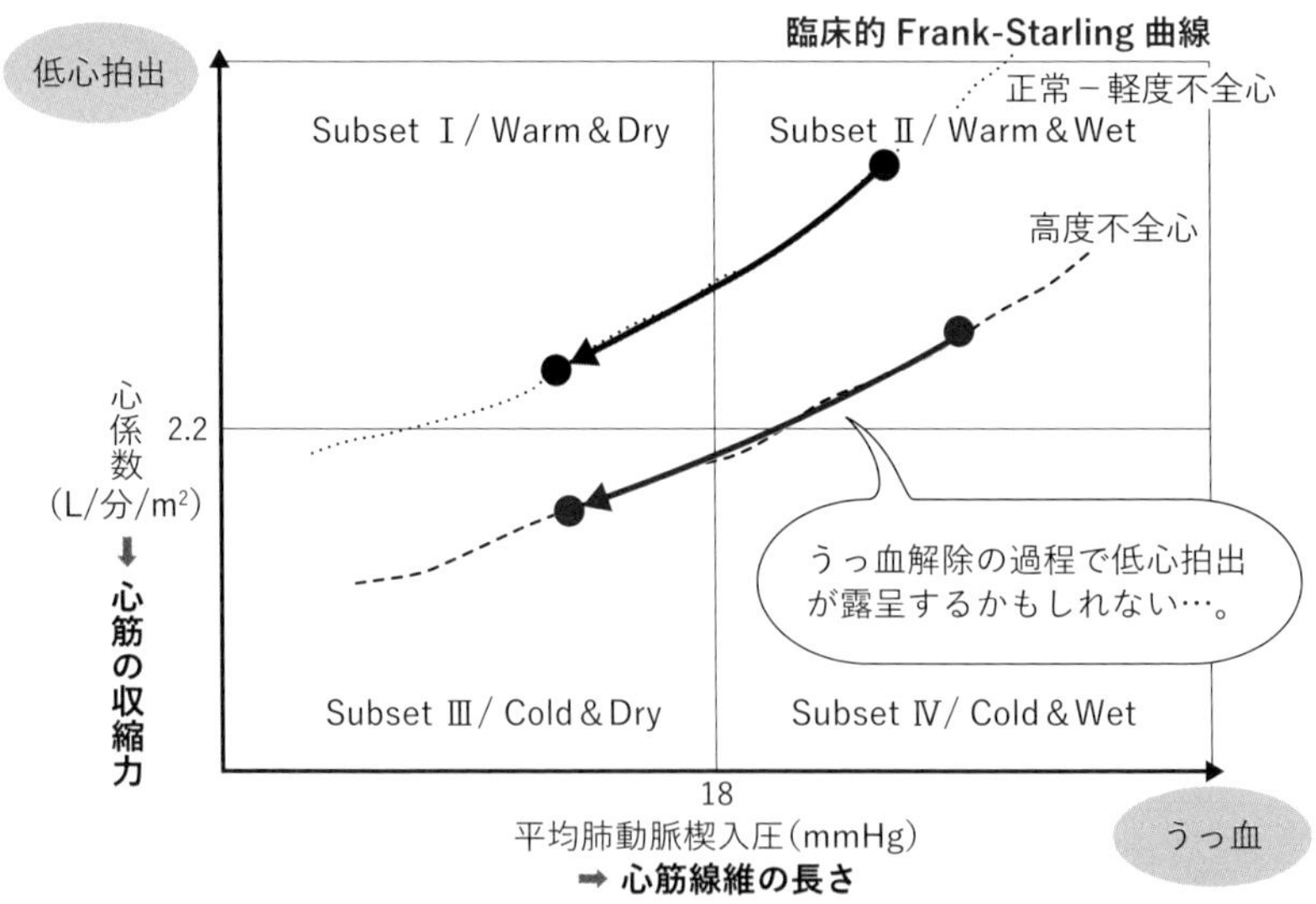

Forrester 分類 / Nohria-Stevenson 分類

心筋線維の基本特性であるFrank-Starlingの法則は、心ポンプの動態にも投影できる。障害心筋では下方に偏位するため、うっ血を解除する過程で低心拍出が露呈する可能性がある。

➡ p.8 第一章参照

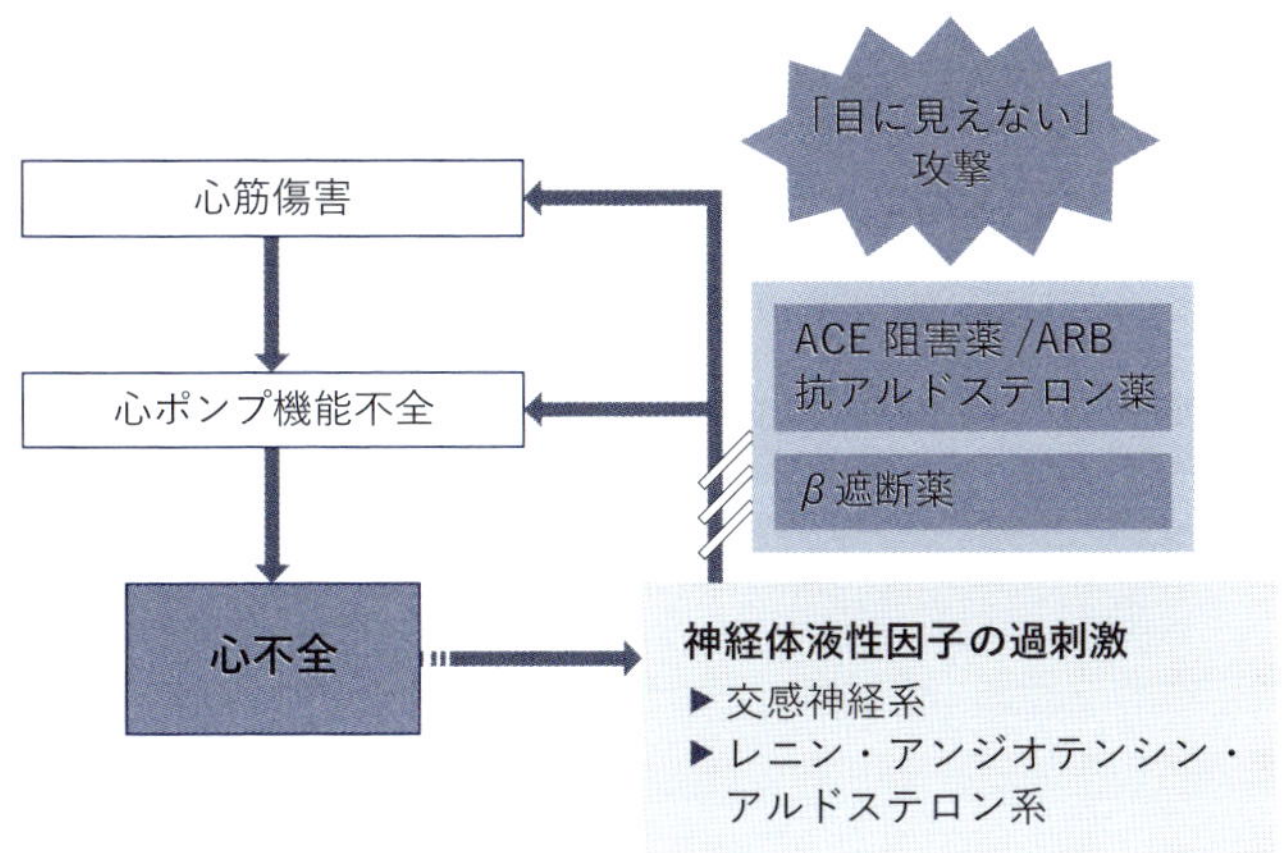

心不全病態の形成過程

心不全が軽快しても神経体液性因子はボヤのようにくすぶり、ボディーブロー攻撃のように、じわじわと心筋や心ポンプを傷害し続ける。「目に見えない治療」は、病態の悪循環を断ち切ることで、予後悪化を防ぐ。➡p.10 第一章参照

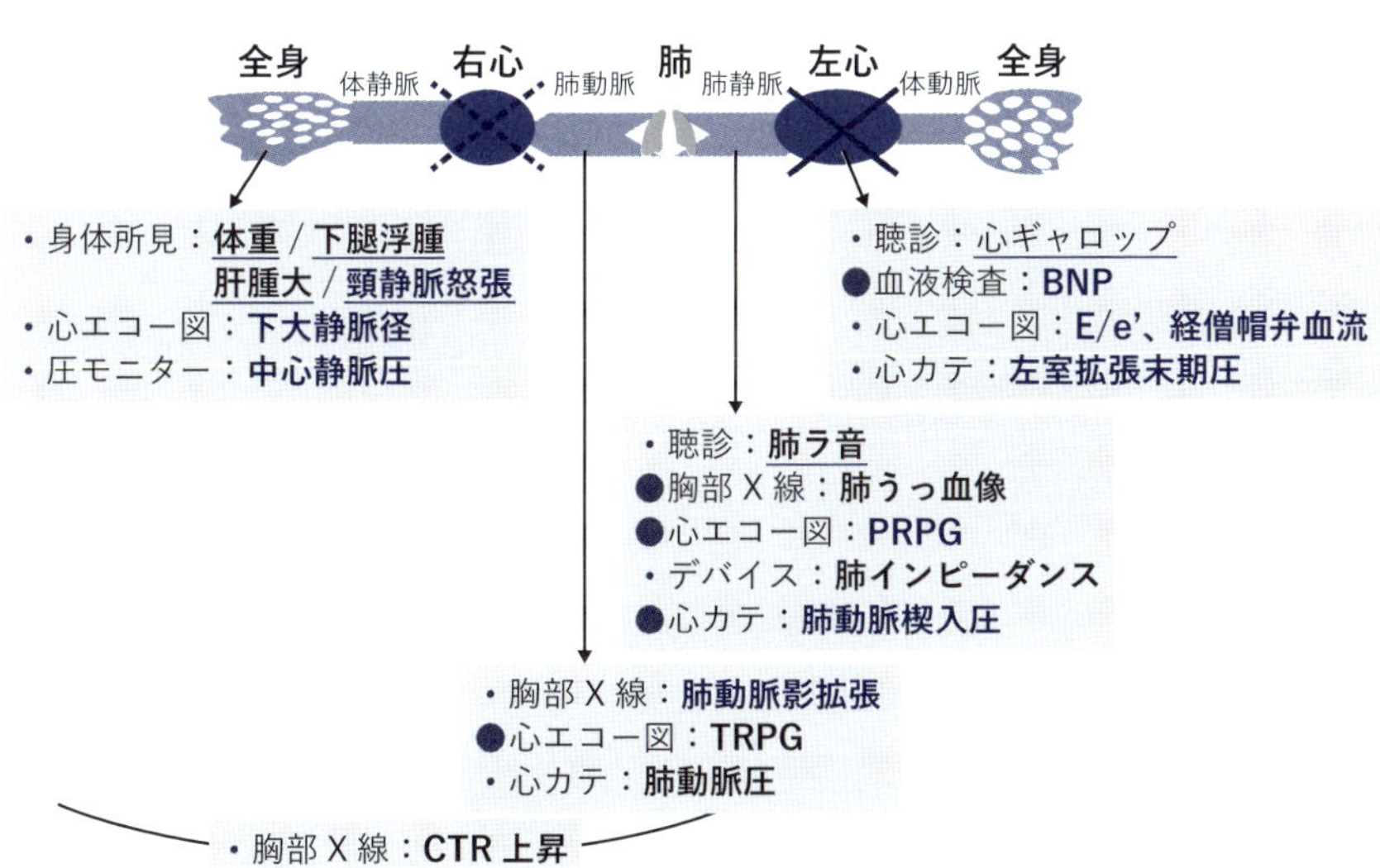

血管内と血管外のうっ血

左右のポンプ水道管モデルは、肺をはさんで直列に存在する。うっ血指標は、発生部位、および、血管内(黒太字)と血管外(青太字)に分けて把握するとよい。下線は身体所見であり、血管内のうっ血指標は頸静脈怒張のみである。➡p.19 第二章参照

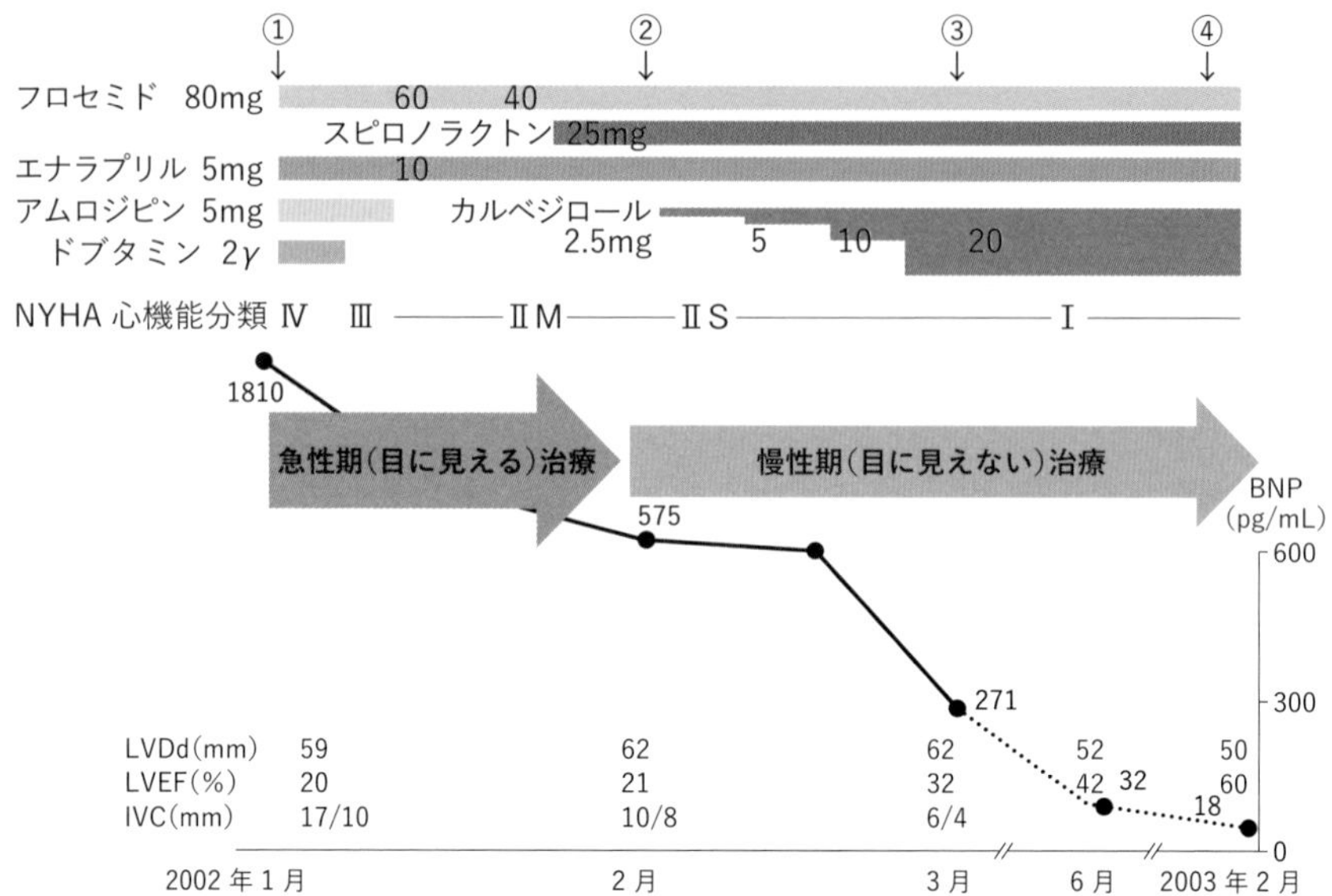

症例経過で理解する①
［50歳代女性：5年前から心不全増悪入院を繰り返す拡張型心筋症］

① 起坐呼吸で緊急入院。warm & wetに対して、利尿薬・血管拡張薬と初期の強心薬で治療を開始した。
② 軽い息切れが残る程度までうっ血が改善したため退院も考慮されたが、β遮断薬を漸増しながら導入した。
③ 心不全の悪化なく、β遮断薬維持量で退院した。
④ 1年後、まったくの無症状となり、BNPもLVEFも正常化した。

「目に見える治療」でその場を乗り切っただけでは、それまでの繰り返し入院を回避できなかったであろう。引き続き「目に見えない治療」で地固めすることで、心不全増悪の悪循環から脱却した。強心薬から始めて、真逆の作用をもつβ遮断薬へギアチェンジすることで、「人生を変える」ことができたβ遮断薬療法黎明期の代表症例である。➡p.10 第一章参照

1. 立位・座位での怒張
立った状態で怒張を診る

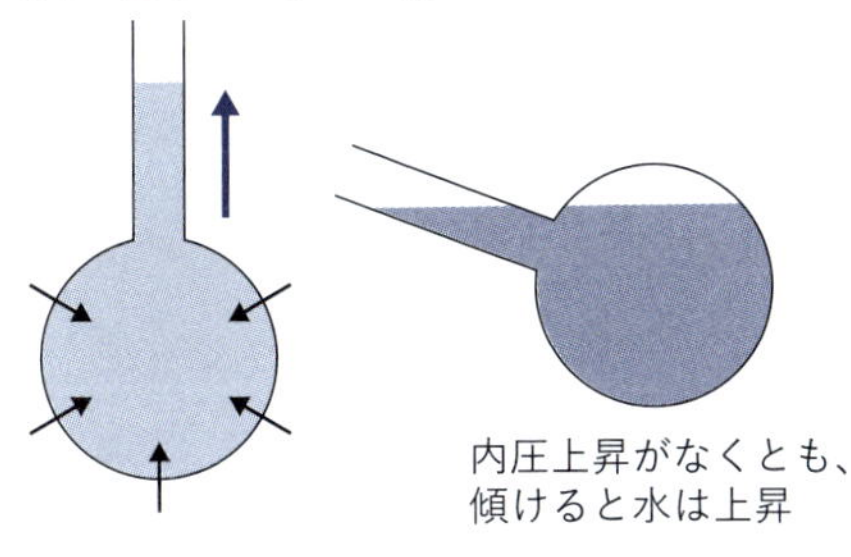

2. 内頸静脈の怒張
- (右)内頸で診る
- 皮膚の「揺れ」で診る
- 頸動脈拍動は触診で区別

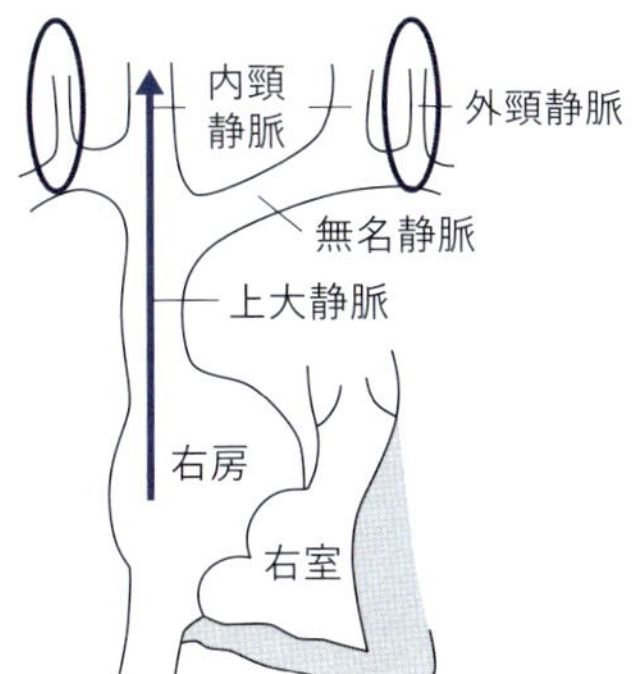

頸静脈怒張の診察のポイント

第一に、怒張は立位で診断する。臥位で判断しない。第二に、静脈弁が未発達の内頸静脈怒張を、皮膚の揺れとして診断する。➡p.20 第二章参照

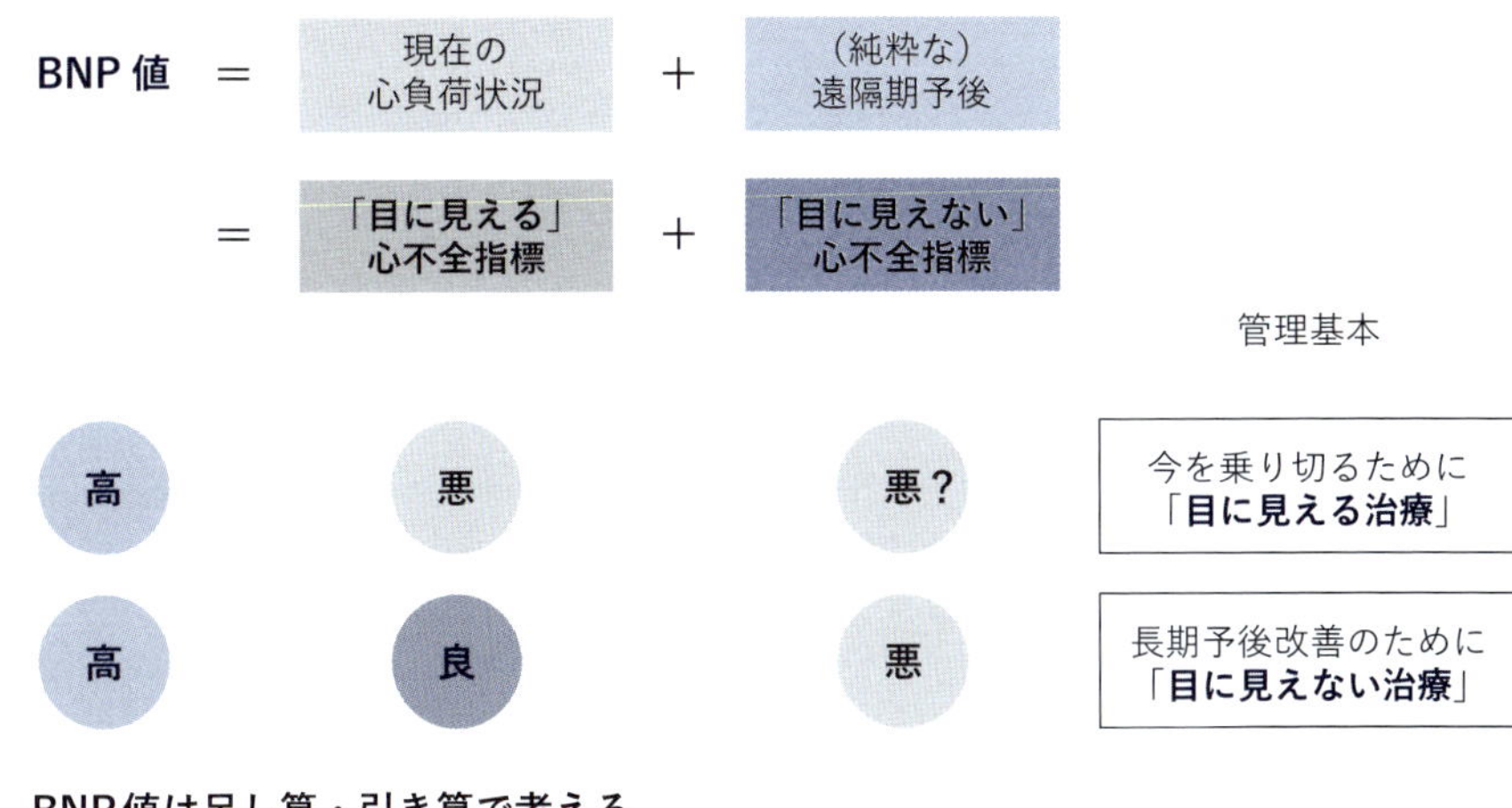

BNP値は足し算・引き算で考える

BNP値は、「うっ血の程度」と「心筋の質(たち)」の足し算と考えるとよい。BNPが高値でも、「目に見える」うっ血指標が悪化していなければ、「目に見えない」予後が悪いと判断し、「目に見えない治療」を強化する。➡p.23 第二章参照

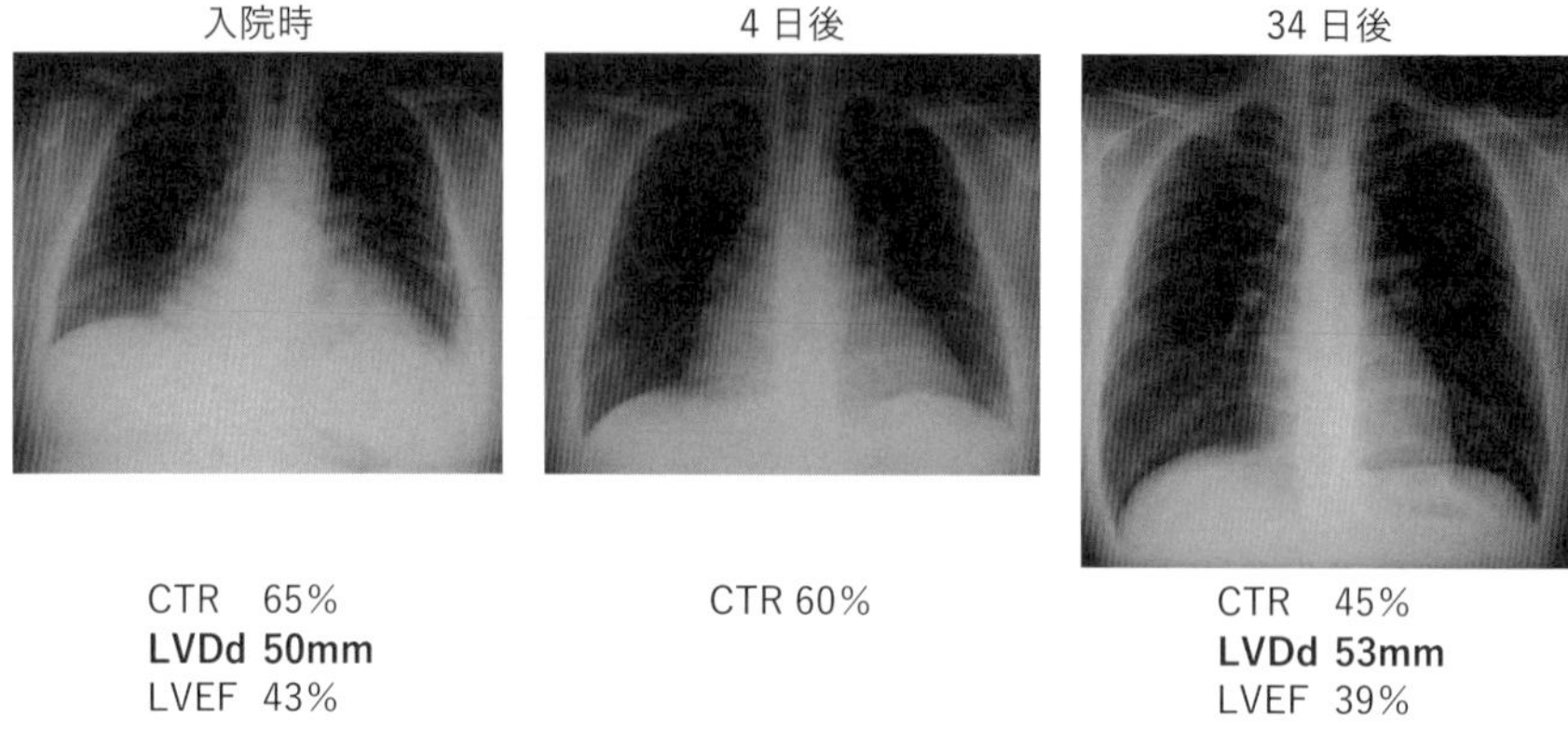

胸部X線―心胸郭比(CTR)

急性心不全患者の治療経過を示す。うっ血を解除すると、CTRは著減したが、左室径は変わらなかった。CTRの変化は、右心および左房といった低圧心腔の径変化が主体である。

➡p.24 第二章参照

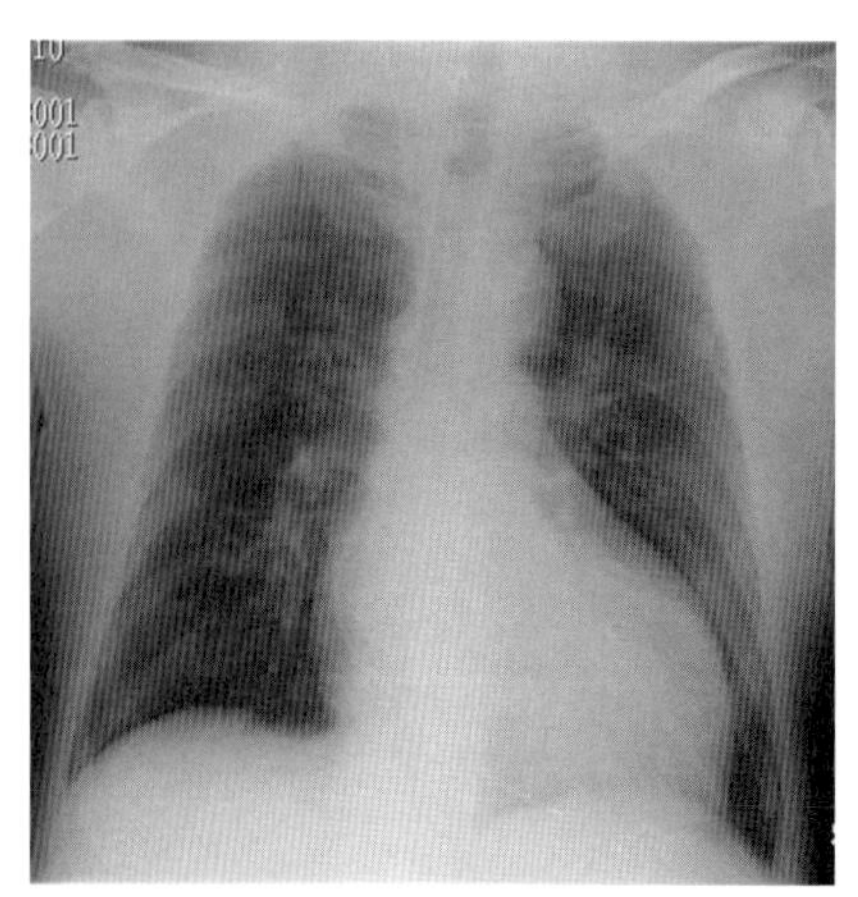

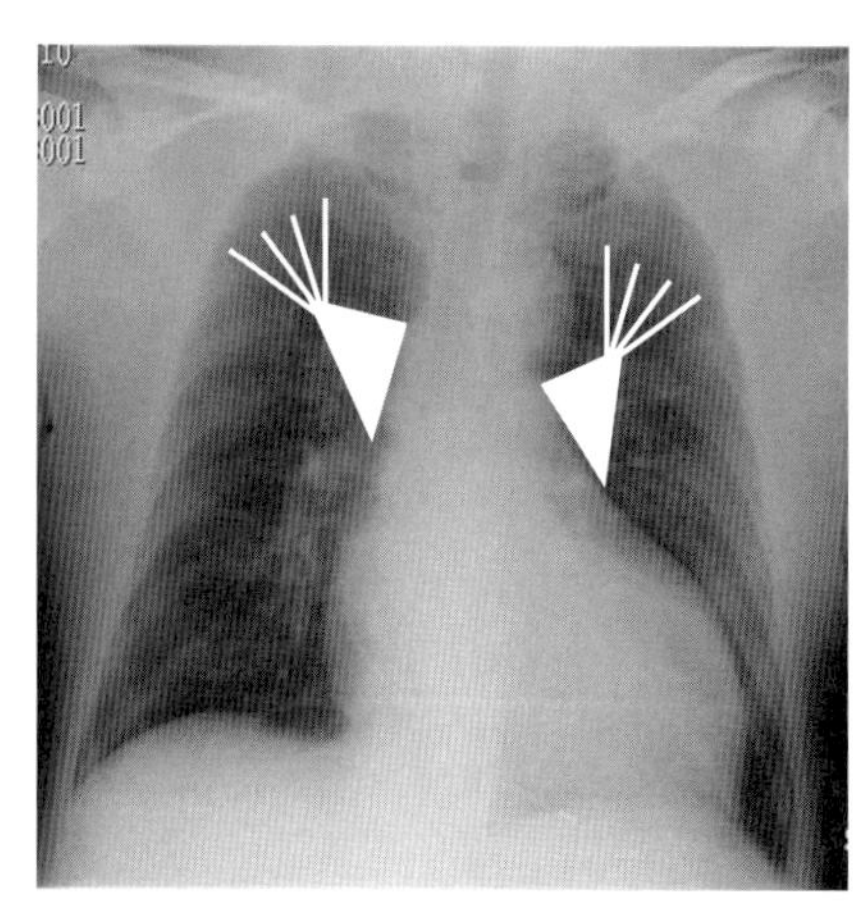

胸部X線―cephalization

肺静脈拡張像であり、左心不全の初期診断として重要である。典型例は、楔状に基部が拡大し、肺尖部に向かって血管像が伸びる。➡p.24 第二章参照

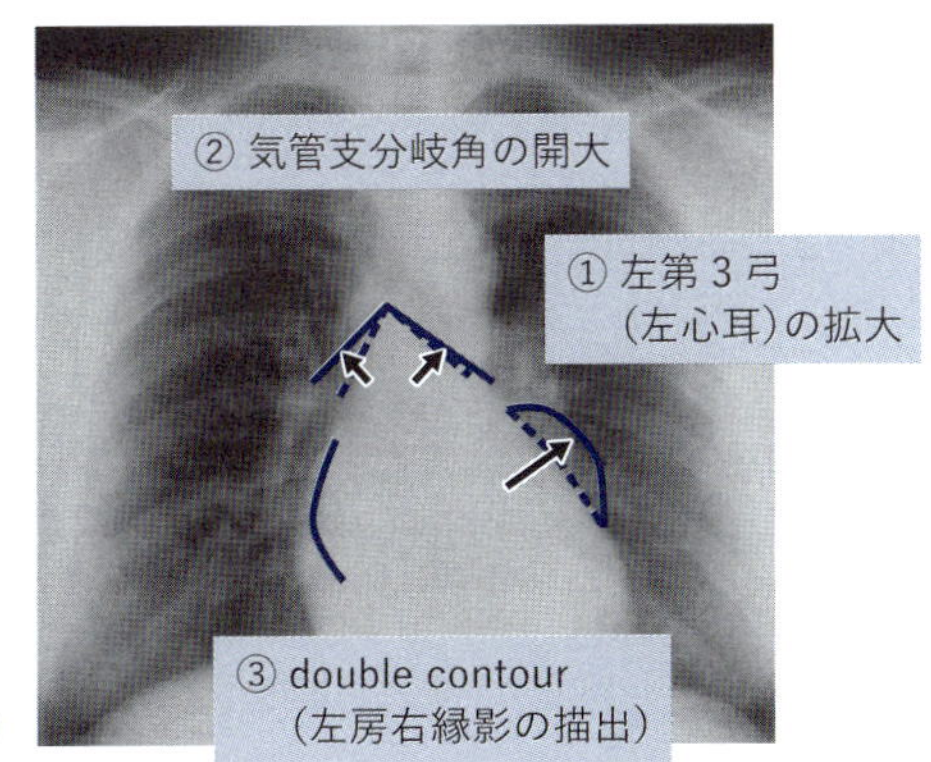

胸部X線―左房拡大

左室不全では、左房の拡大に注目する。正面像での3つの診断ポイントを示す。

➡p.24 第二章参照

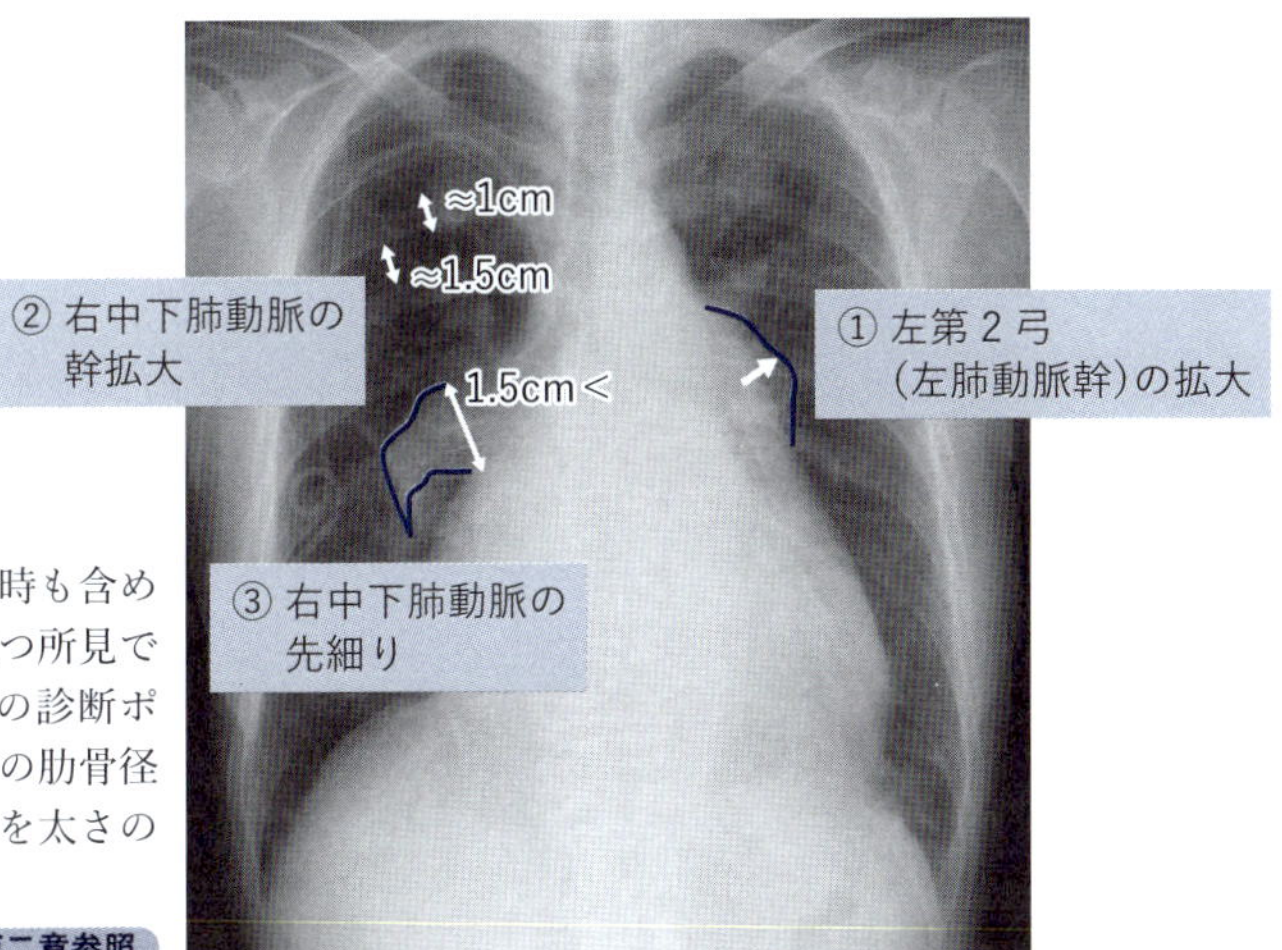

胸部X線―肺高血圧

肺高血圧は、左心不全時も含め心ポンプ異常では目立つ所見である。正面像での3つの診断ポイントを示す。成人での肋骨径が1cm、肋間が1.5cmを太さの目安とする。

➡p.24 第二章参照

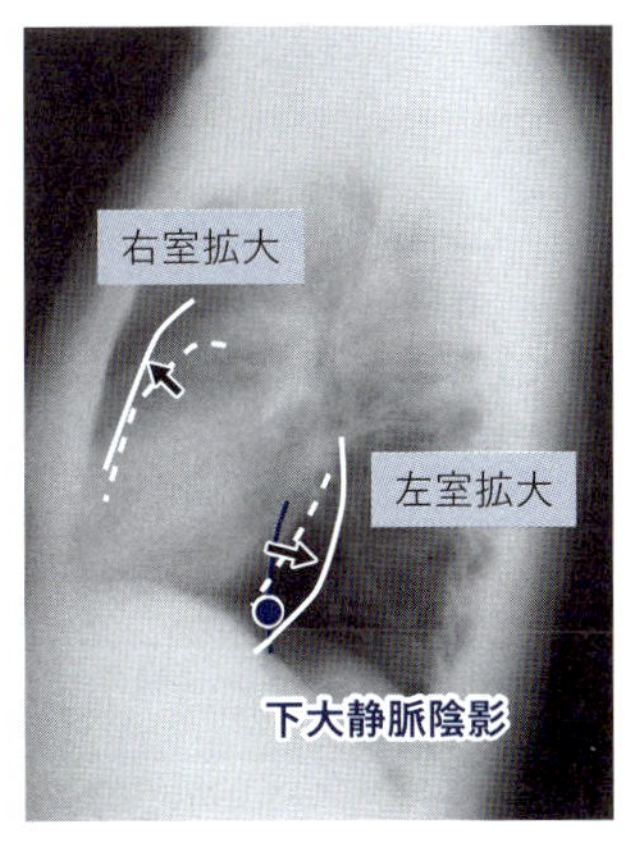

胸部X線―側面像で左右心を分離する

拡大すると、右室は前方に、左室は後方に辺縁が移動する。横隔膜と下大静脈の交点より後縁が後方なら左室拡大である。➡p.24 第二章参照

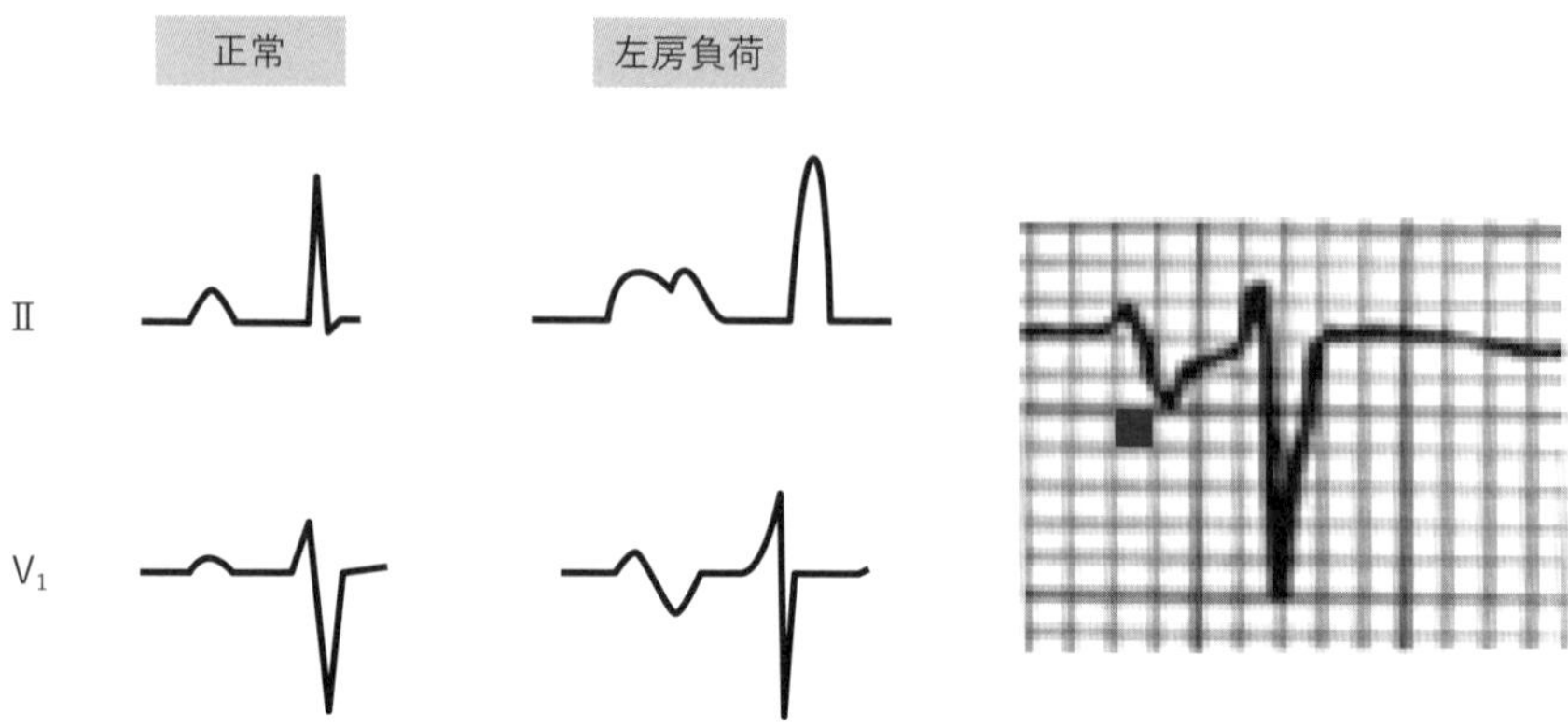

1. P幅 ≧ 0.12sec(3mm)
2. Morris index ≧ 0.04mm・sec(V_1 での深さと幅の積)

心電図での左房負荷

左心不全の存在診断に意外と役立つ所見で、P幅 ≧ 0.12sec(3mm)、Morris index ≧ 0.04mm・secによって診断する。Morris indexは、V_1 でのP波陰性成分が1mm四方の面積より上回るかで目安をつける。➡p.25 第二章参照

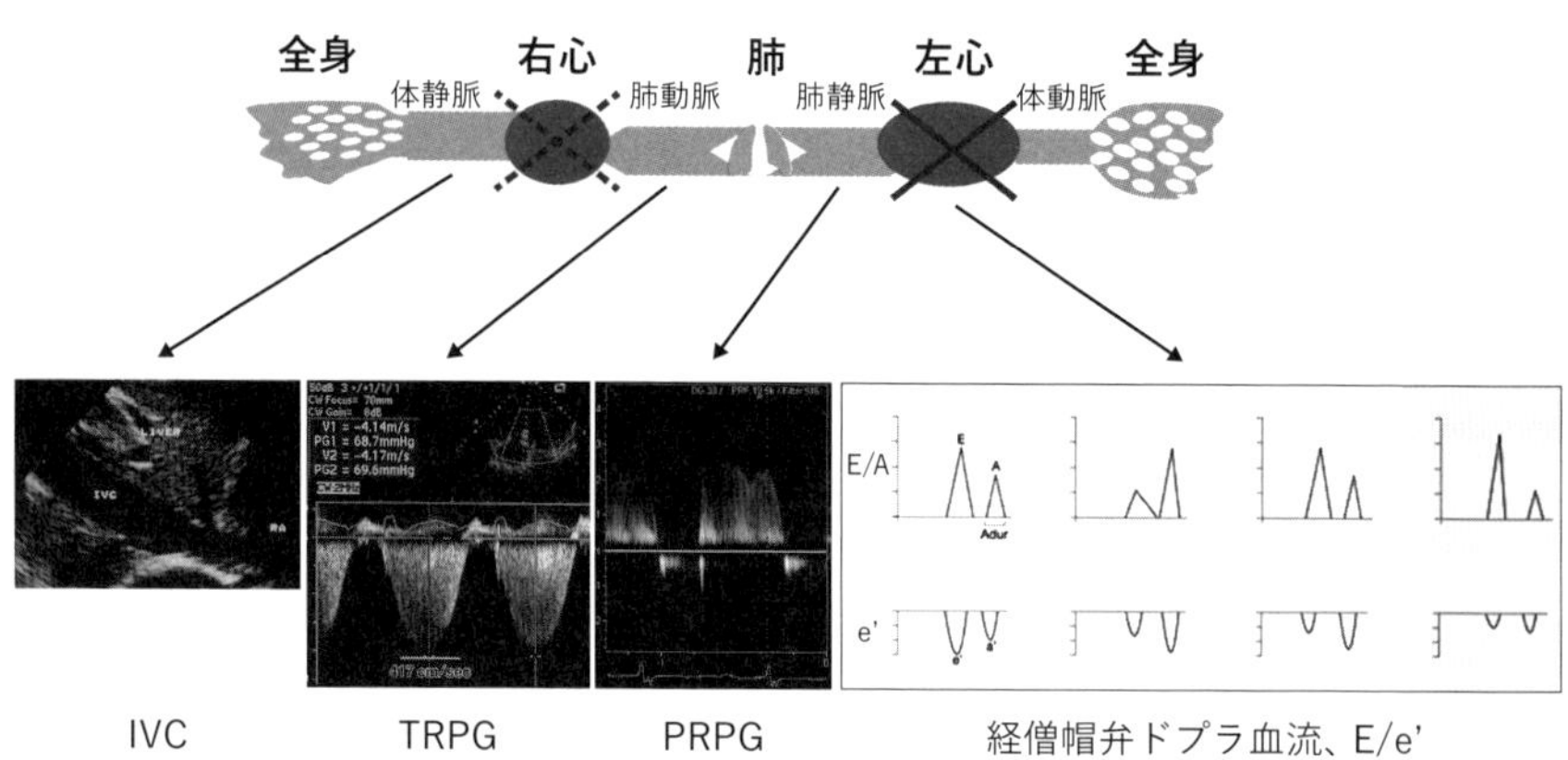

うっ血の心エコー所見

罹患部位のすぐ上流の臨床指標が、最も有用である。左心不全では経僧帽弁ドプラ波形に相当し、E波高 ＞1m/秒が高度肺うっ血存在の簡便な目安である。しかし、誤差が多い弱点もあり、左心不全例でもTRPGやIVC径を参考にすることが多い。➡p.26 第二章参照

		初回入院時	
IVC(mmHg)		a15/v15(13)	
RA(mmHg)		a15/v15(13)	
RV(mmHg)		36/EDP 13	RAP≈PCWP
PA(mmHg)		30/14(21)	RAP > 10 STEP＊3
PCW(mmHg)	STEP＊1	a13/v14(12)	TPG < 12 STEP＊2
LV(mmHg)		102/EDP 14	
Ao(mmHg)	STEP＊1	90/59(73)	
CI(L/分/m^2)		2.0	
SVO_2(%)	STEP＊1	61	

STEP＊4

		2回目入院時ドブタミン1γ投与下	
IVC(mmHg)		a14/v15(13)	
RA(mmHg)		a14/v16(12)	
RV(mmHg)		25/EDP 14	RAP≈PCWP
PA(mmHg)		22/12(16)	RAP > 10 STEP＊3
PCW(mmHg)	STEP＊1	a17/v15(13)	TPG < 12 STEP＊2
LV(mmHg)		施行せず	
Ao(mmHg)	STEP＊1	112/50(71)	
CI(L/分/m^2)		1.6	
SVO_2(%)	STEP＊1	56	

Swan-Ganzのデータを系統立てて読む

40歳代女性、拡張型心筋症。初回入院時のデータを解釈する。

STEP＊1：Forrester 3型。末梢循環不全は、SvO_2 < 60%で判断する。Ao圧で臓器灌流を評価する。PCWPではv波増高を確認し、僧帽弁逆流への治療介入を問う。いずれも介入点に乏しいと判断できる。

STEP＊2：PAPからPCWPのそれぞれ平均値を引き、TPGを求める。TPG < 12にて肺血管抵抗はさほど高くなく、肺血管拡張薬による介入の余地は少ないと判断できる。

STEP＊3：RAP/PCWP、すなわち両心房圧の平均値の比は0.5を下回ることが多い。本例は、RAPとPCWPがほぼ同圧で、かつ、RA平均圧 > 10 mmHgのため、右室機能障害があると診断した。

心不全再入院時にも同様な傾向がみられ、強心薬併用下でもPA圧は経時的に低下している(**STEP＊4**)ため、右室機能障害がさらに進行していることがうかがえる。本例は両心の人工補助心臓を装着し、心臓移植に至った。➡p.26 第二章参照

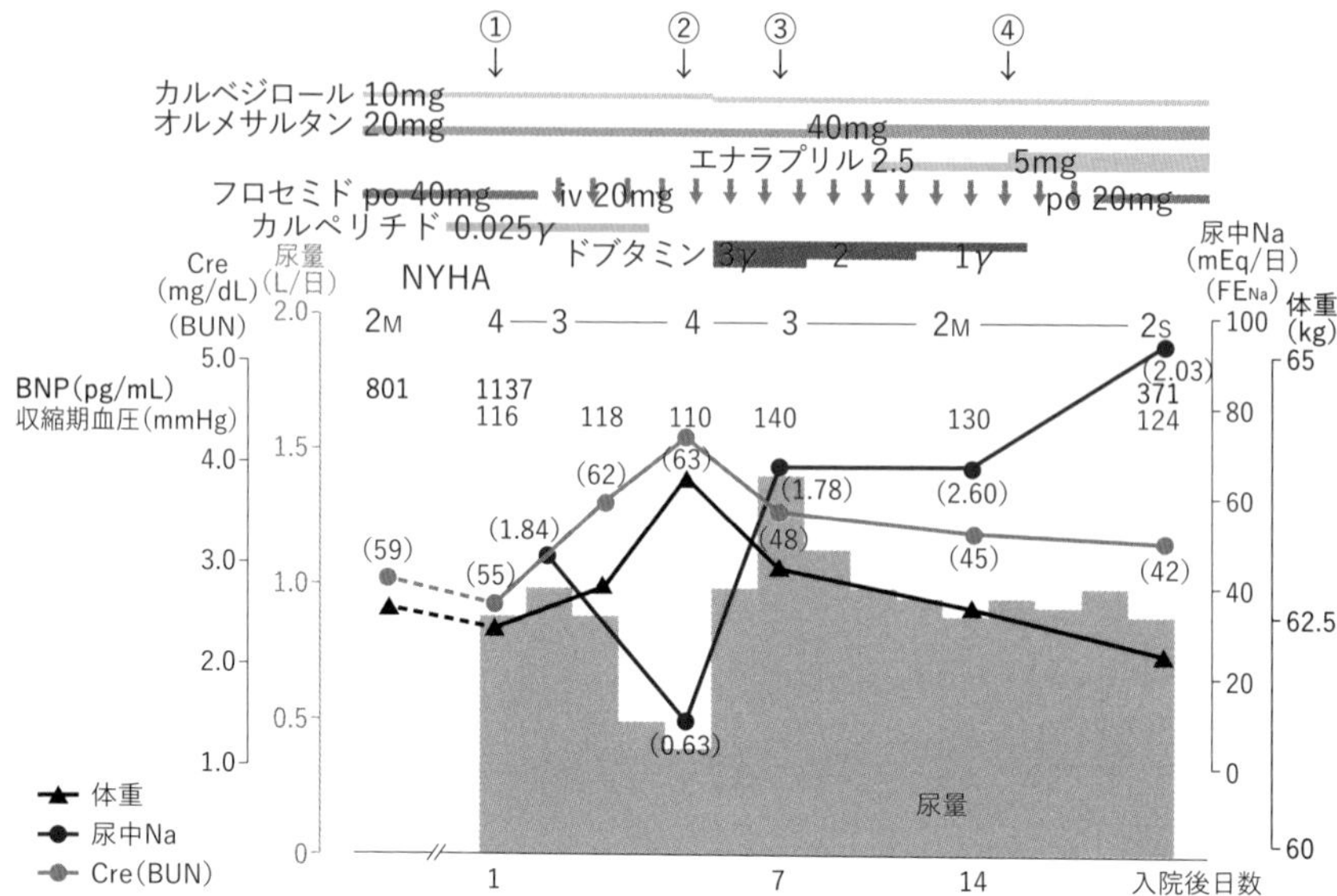

症例経過で理解する②

[70歳代女性(慢性腎臓病を併発する陳旧性心筋梗塞：LVEF 34%)]

① 起坐呼吸で緊急入院。warm & wetに対して利尿薬と血管拡張薬で治療を開始し、心不全は一時改善したが、数日目から尿量が低下し、腎機能が悪化、再び心不全は増悪した。
② 利尿薬の変更がないにもかかわらず、尿中ナトリウム排泄が治療開始時より低下した。うっ血解除の過程で露呈した低心拍出と診断した。
③ 静注強心薬を開始したところ、尿量は増加し、心不全と腎機能は改善した。
④ ACE阻害薬などを増量しつつ、強心薬から離脱した。

うっ血解除の過程で一定頻度に出現しうる低心拍出を診断するためには、事前に心拍出量にかかわる臨床指標をコントロールデータとして記録しておくことが重要である。特に、利尿薬を使用している症例では、尿中Na排泄やFENaの絶対値では、その解釈に限界がある。

➡p.32 第三章参照

Forrester 分類／Nohria-Stevenson 分類

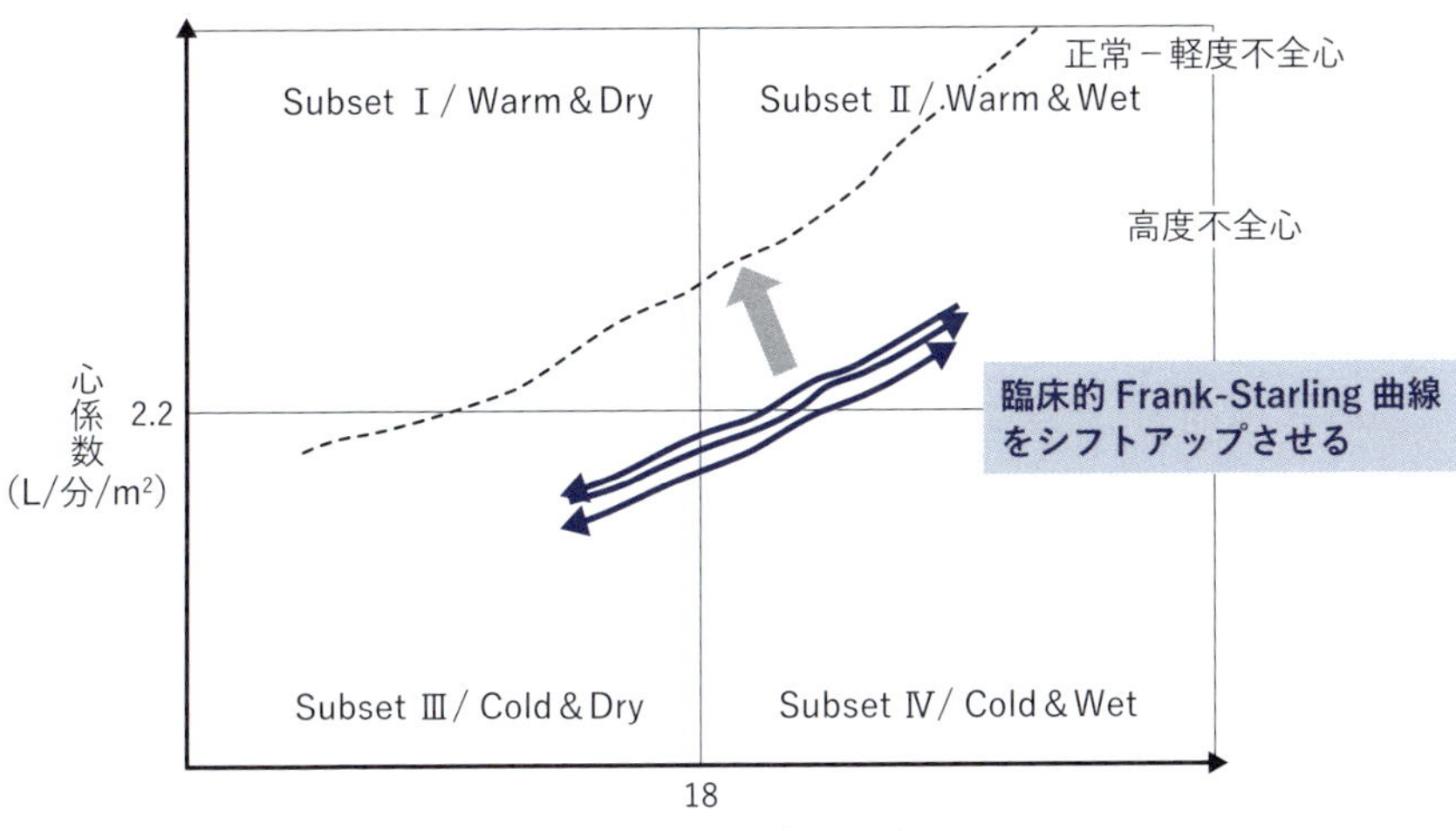

Ⅰ．とりあえずの避難的対処：「FS曲線の暫定的シフトアップ」

① 強心薬：ドブタミン（＋PDE阻害薬）
② 大動脈バルーンパンピング

Ⅱ．最終的な根本的対処：「FS曲線の恒常的シフトアップ維持」

① 薬物治療：‘トリプル・セラピー’
　(ACE阻害薬またはARB＋MRA → ＋β遮断薬)
② CRT：wide QRS、徐脈バックアップ
③ トルバプタン：低Na血症、解除しきれない血管外うっ血
④ 基礎疾患への介入：虚血、MR、不整脈
⑤ ASV
⑥ VAD → 心移植

臨床的Frank-Starling(FS)曲線のシフトアップ法

「とりあえずの」治療で血行動態を支えながら、同時に「最終的な」状況脱却法を進めていく。

➡p.34 第三章参照

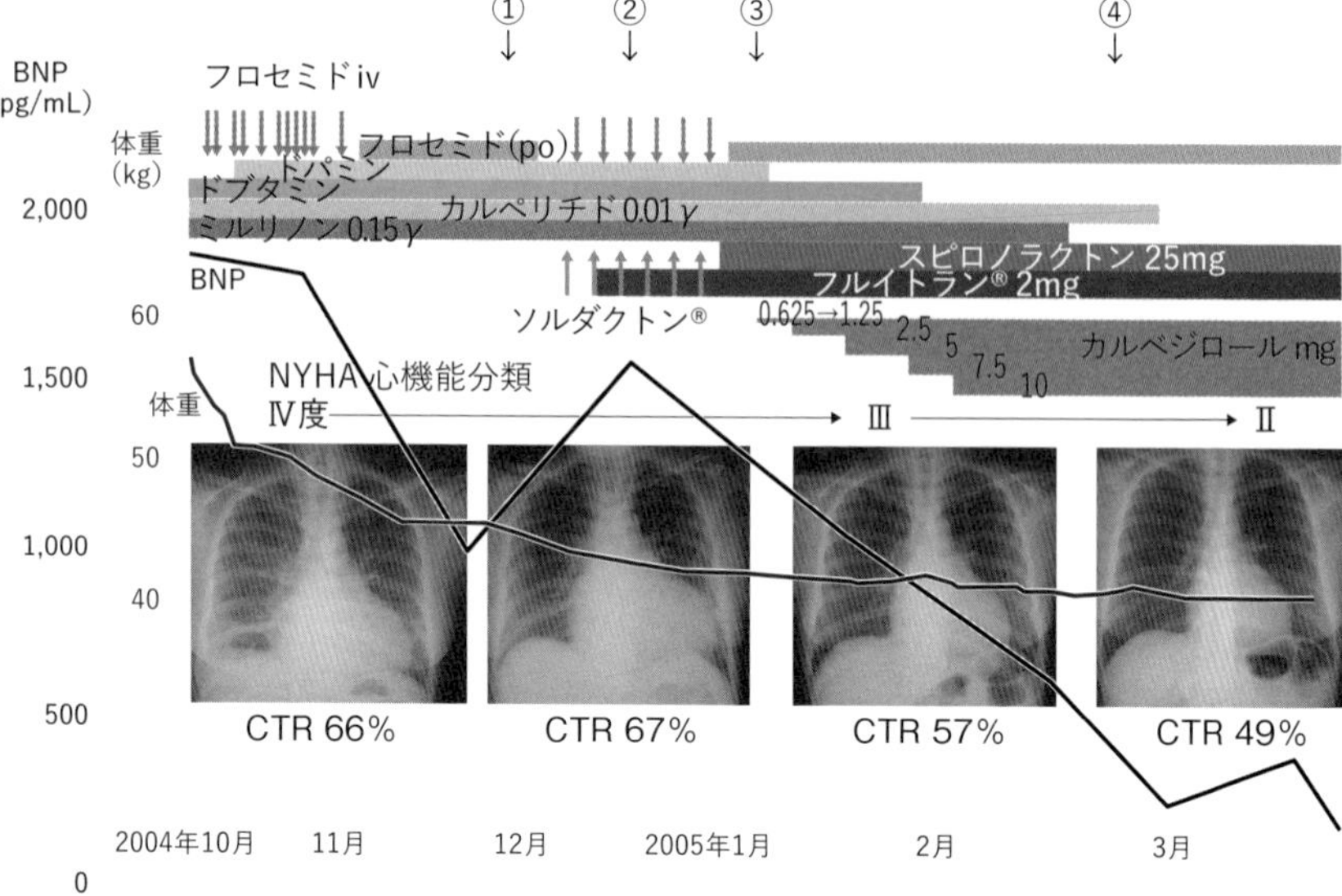

症例経過で理解する③
［30歳代男性（拡張型心筋症、心不全初発例）］

① 心不全コントロール困難にて、他院よりNYHA心機能分類Ⅳ度で転院。強心薬とカルペリチドの併用下でフロセミド静注にてうっ血が改善傾向にあったが、フロセミドを経口薬へ切替えたところ心不全は再増悪した。
② 中心静脈ルートを確保し、フロセミドを静注薬に戻し、ソルダクトン静注とサイアザイドを追加した。
③ きわめて少量のACE阻害薬を追加し、血圧を下げ過ぎず、volume controlを若干wetの状況で、ごく少量のカルベジロールを慎重に漸増した。この間、強心薬サポートはそのままとした。
④ アーチストを維持量まで増量でき、最終的に強心薬から離脱して、心不全も軽快のうえ退院できた。

β遮断薬による左室逆リモデリングが生じるまで、うっ血を解除しながら、いかに血行動態を保持し、β遮断薬を増量できるかの脚本作りが重要である。β遮断薬導入前は軽くdryにするのが原則だが、重症例の場合、軽快は狙うが引きすぎない（若干wetな）うっ血解除が成功の秘訣である。➡p.35 第三章参照

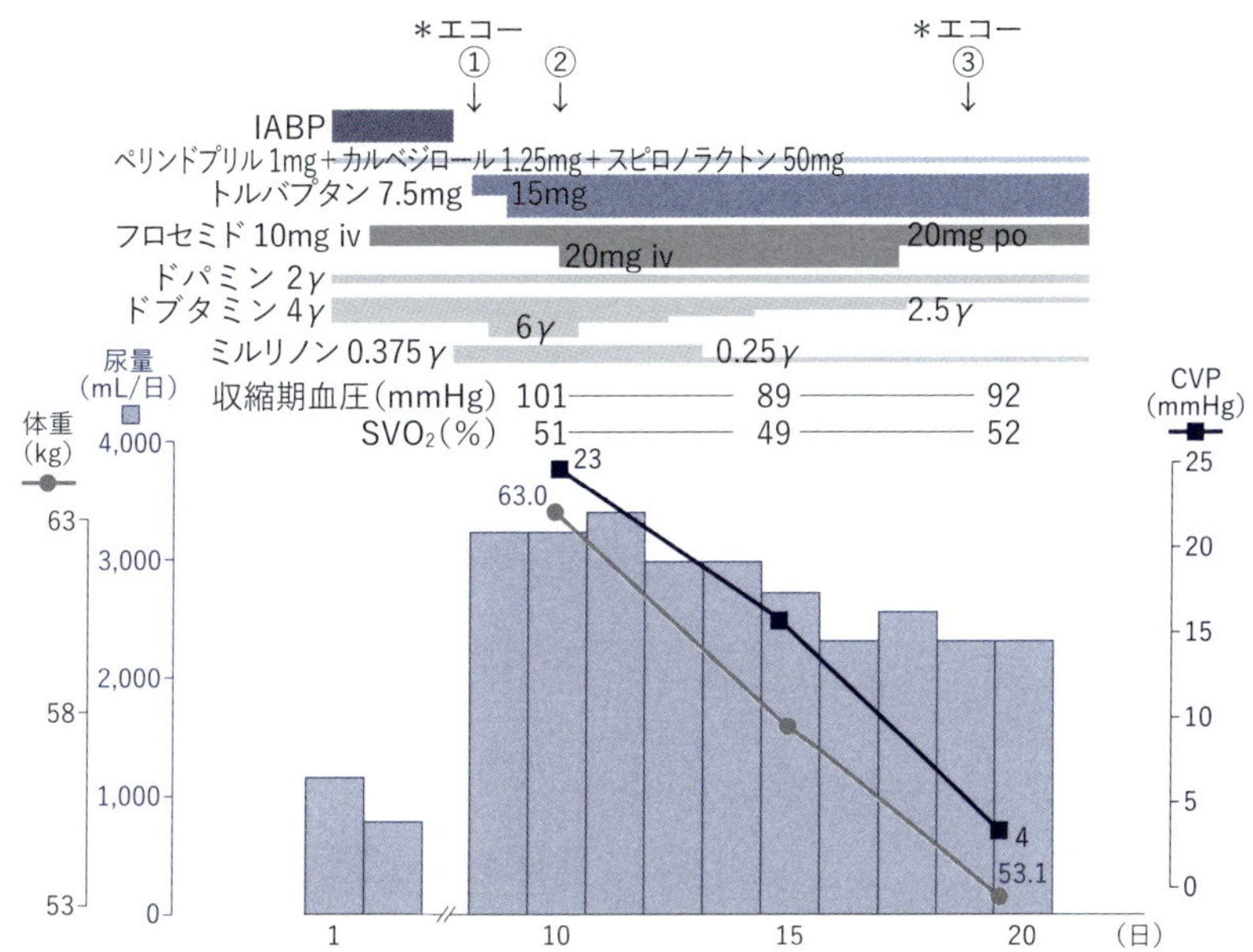

症例経過で理解する④
[40歳代女性(巨細胞性心筋炎、HIV陽性にて心移植適応なし)]

① サブショックを強心薬とIABPでしのいだ時点で、軽度の末梢循環不全ときわめて重度の右心不全がみられた。

② Swan-Ganzカテーテル留置下で利尿薬を強化したところ、10日間で10kg体重は減少し、CVPが著減した。

③ 血行動態はむしろ改善し、強心薬が大幅に減量できた。

従来、右室機能障害時にはwet状況での管理が推奨され、ときに補液すら行われた。しかし、①時に拡大した右心系が、水引き後の③時には縮小をみて、結果として血行動態が改善した。心膜による空間制限(pericardial constraint)を基盤に、右室による左室の圧迫(ventricular interdependence)により生じた左室拡張障害が軽減し、心拍出量を向上させたと考えられる。

➡p.38 第三章参照

エコー①

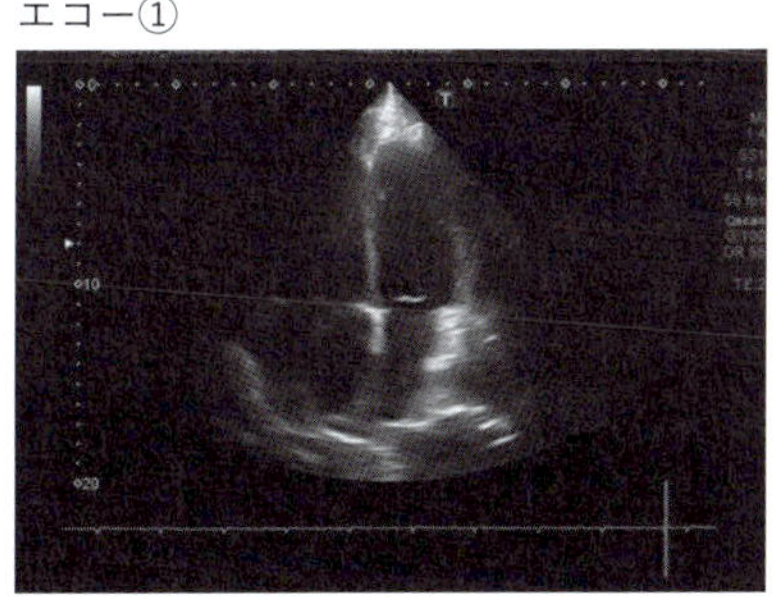

エコー③

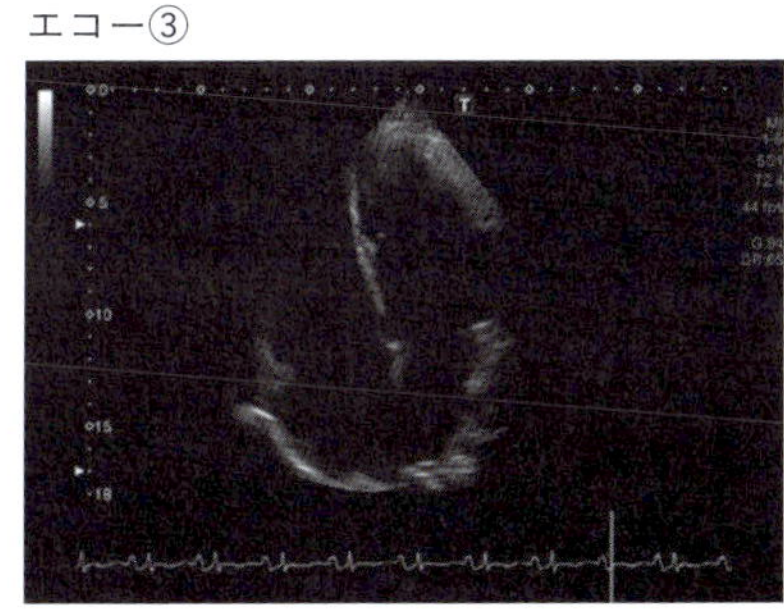

1. リスク把握と導入前の減負荷(軽くdryに)

✓低心機能例では、一時的でも事前に利尿薬で水引きする
✓4つの高リスク：
重症心不全(特にLOS)、徐脈、高度弁逆流症、減負荷困難(末期腎不全など)

2. 漸増と油断のない経過観察(メルクマールの設定)

3. 適切なムンテラ

効果はすぐに発揮せず、時間差をおいて(3カ月前後)出る
維持量決定は「ゴールでなくスタート」と説明する

心不全β遮断薬治療を成功に導くコツ

➡p.44 第四章参照

1. 入院急性期

① 血管拡張薬によるうっ血解除も考慮
② RA遮断薬の併用
③ 血圧の保持
④ 腎機能障害・電解質異常への目配せ

2. 入院安定期

① 退院後のNa摂取増加を念頭に、「ややDry気味」に

3. フロセミド抵抗性への対処

① ブレーキング現象の回避：持続投与も一考
② 低アルブミン血症の是正
③ 長時間作用薬への変更：トラセミド、アゾセミドなど
④ 他の利尿薬の併用：サイアザイド、トルバプタンなど

ループ利尿薬によるうっ血解除のコツ

➡p.52 第四章参照

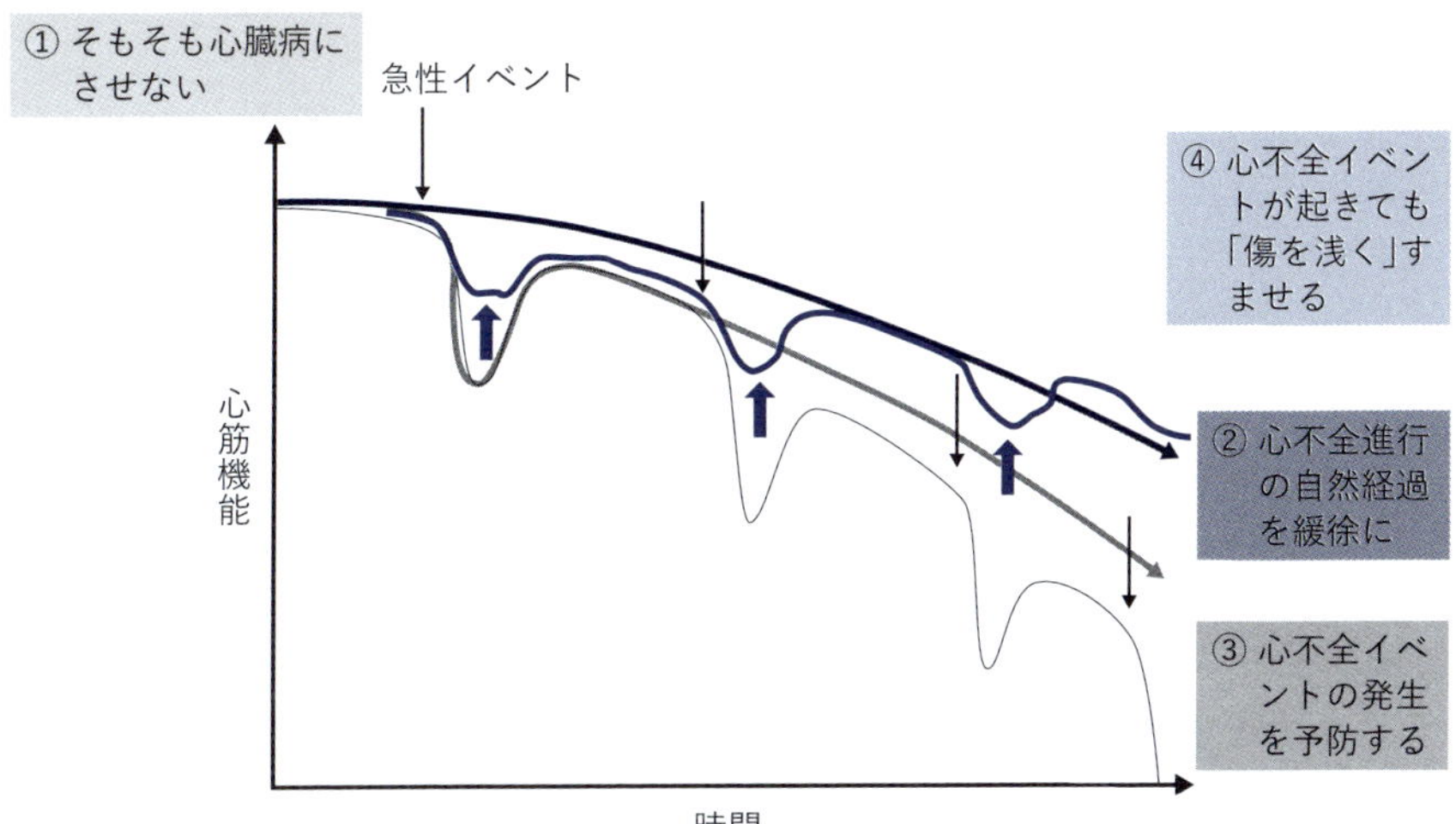

慢性心不全の進行速度を遅らせる4つの戦略

心不全をきたす心臓病自体の発症を予防し(①)、予後改善薬を用いて心不全の進行を遅らせる(②)のが基本である。一方、心不全増悪イベントが心不全の病態進行を加速させ、さらなる予後悪化に向かわせる。そこで、心不全増悪イベントを起こさせない(③)、もしくは、起きても傷を浅く済ませる(④)ことで、心不全の悪化を防ぐとの手法が考えられる。すなわち、「適正な急性心不全治療は、慢性心不全治療」との新たな治療概念である。➡p.56 第五章参照

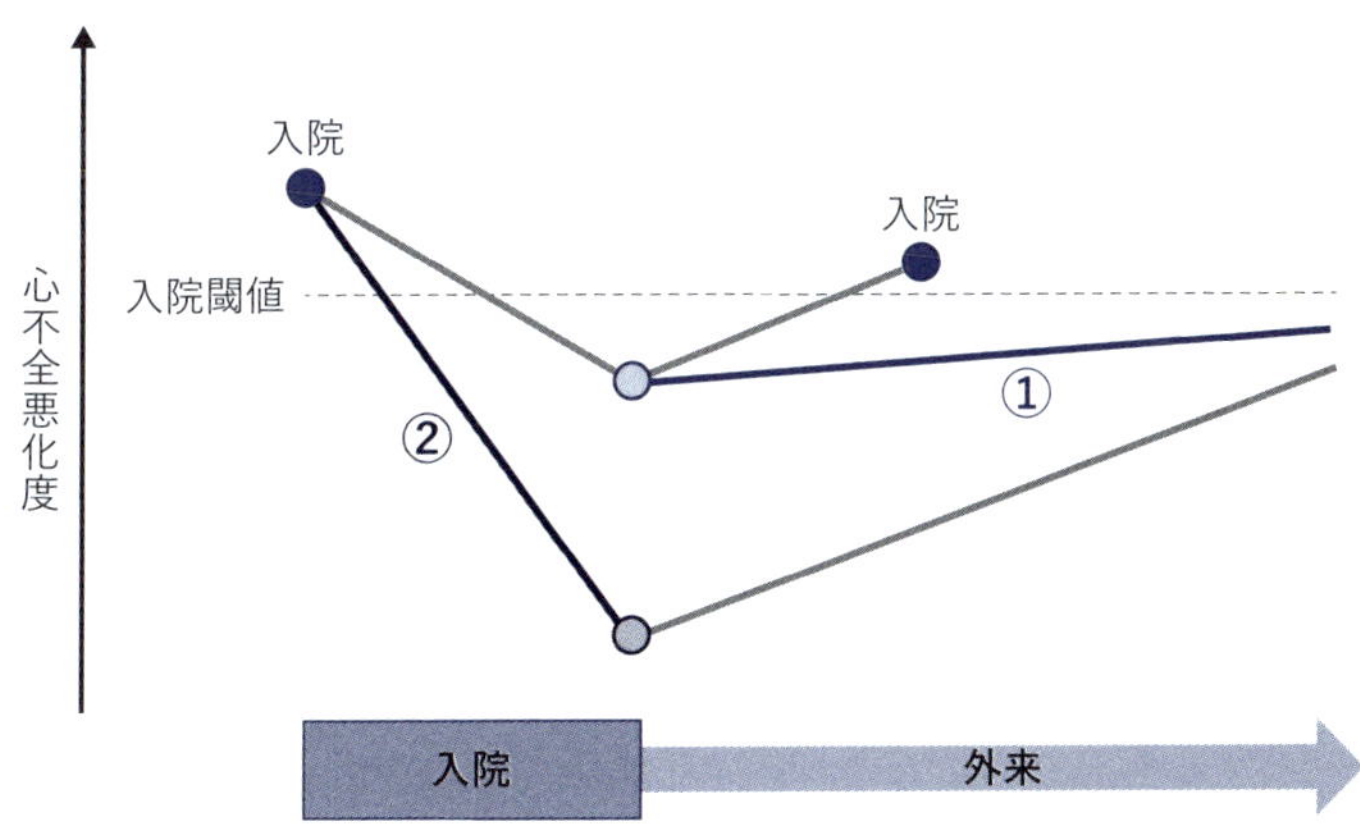

心不全再入院を防ぐ2つの戦略

入院が必要となる心不全の悪化閾値があると仮定する。まずは、退院後に入院閾値を超えないように、心不全の悪化速度を緩める手法がある(①)。予後改善薬や自己管理の徹底が、これに相当する。一方、入院中に思い切り心不全を良くして、退院後に徐々に悪化してもなかなか入院閾値に辿り着かないとの手法があるだろう(②)。特に、うっ血解除の徹底である。

➡p.57 第五章参照

初期治療
クリニカルシナリオ
主な病態
血管拡張薬
利尿薬
強心薬
CS1（収縮期血圧＞140mmHg）
血管不全
CS2（収縮期血圧 100～140mmHg）
体液貯留
CS3（収縮期血圧＜100mmHg）
低心拍出

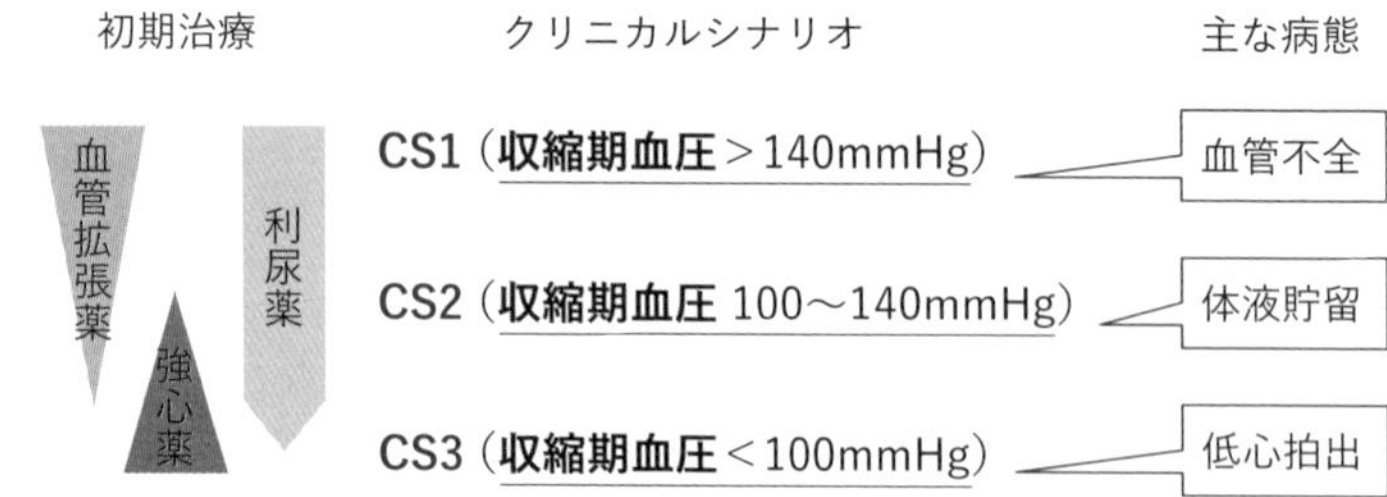

クリニカルシナリオ（CS）：心不全急性期治療における第一手（文献8より）

収縮期血圧の100および140 mmHgにて病型を3つに分類し、初期治療を単純化しようとする試みである。このなかで、CS1では血管拡張薬のみにこだわりすぎない態度が重要に思われる。➡p.58 第五章参照

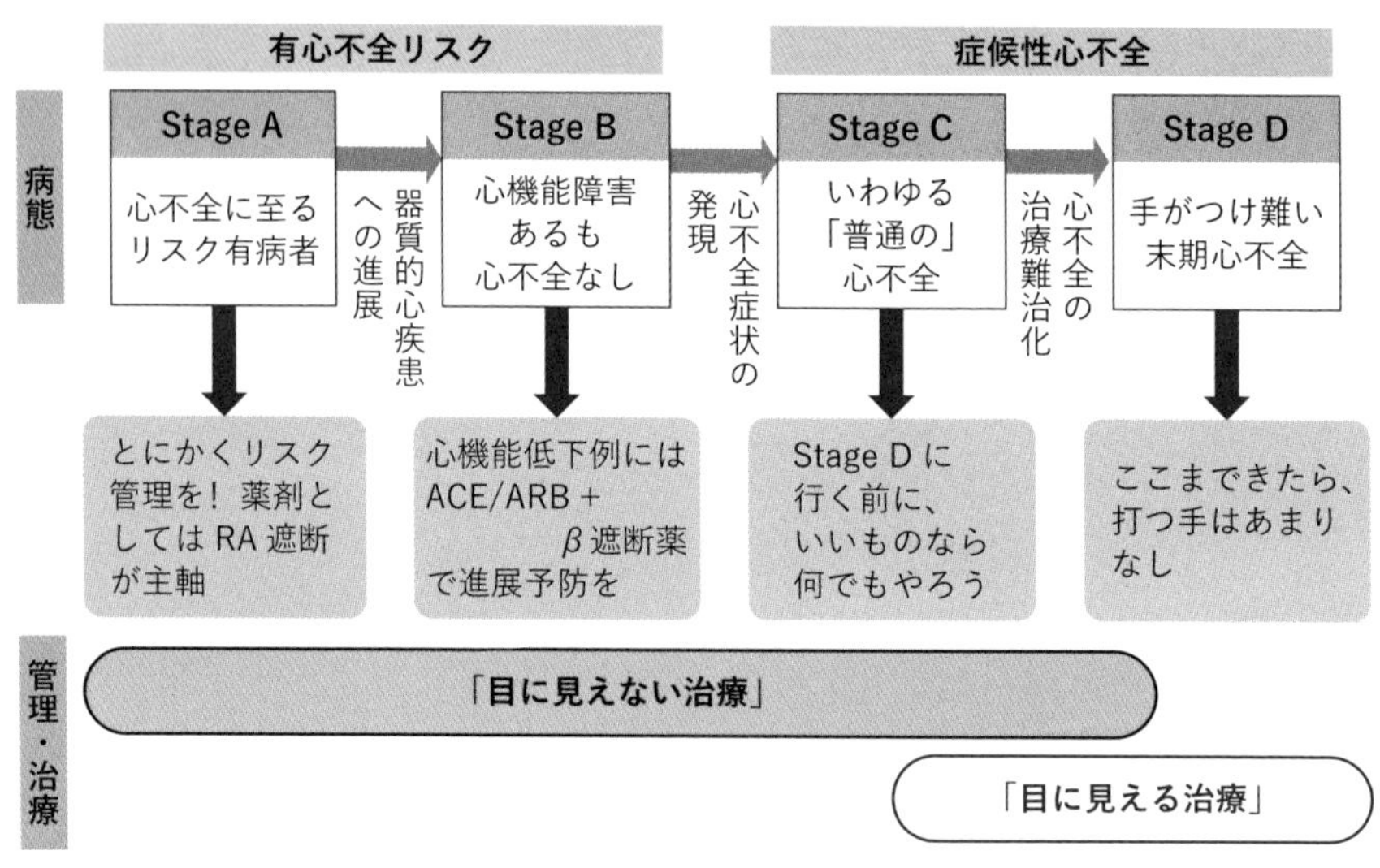

心不全ステージ分類と治療法

心不全は突然に始まるものではなく、心血管病リスクから心臓病が生じ、その結果心不全徴候が露呈したうえで、最終的には重症化や死に至るといった時間軸が存在する。「目に見える治療」はもちろん必要であるが、「目に見えない治療」による先制治療こそが心不全管理での重要な武器となる。➡p.60 第五章参照

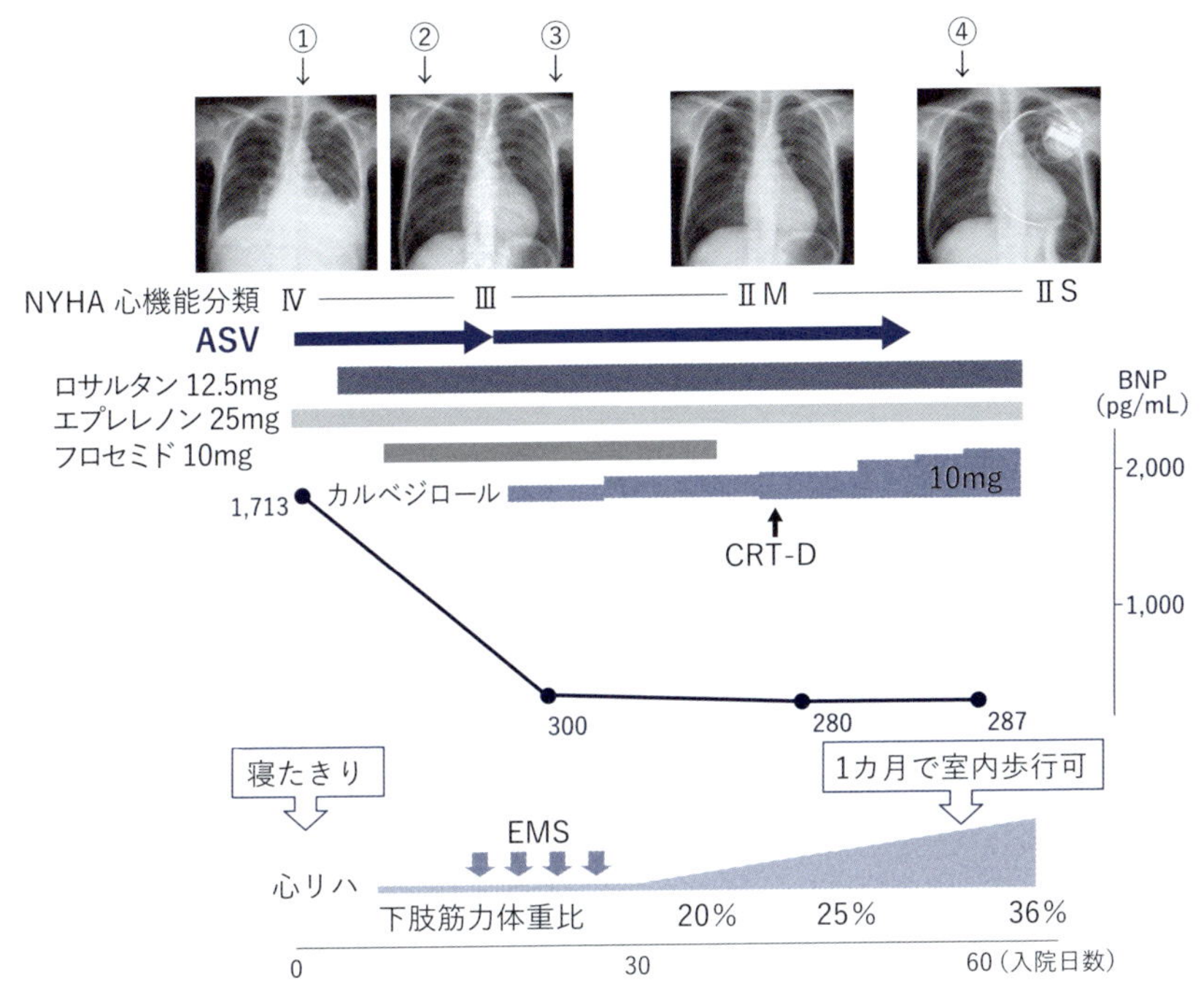

症例経過で理解する⑤

［60歳代女性（ミトコンドリア心筋症、NYHA心機能分類Ⅳ度/LVEF 32%/血圧80 mmHg台）］

① ドブタミンをぎりぎり回避できるか否か程度のcold & wetで緊急入院。血圧低下を極力避けながらのうっ血解除を目的に、抗アルドステロン薬とASVで介入を開始した。

② 血行動態は悪化せず、ごく少量のARBと利尿薬を追加し、電気的筋肉刺激（EMS）を併用したところ、肺うっ血は軽減した。

③ β遮断薬をごく少量より漸増し、増量困難時にCRTを追加することで、目標維持量に到達した。

④ ASVによるサポートを終了し、筋力向上により室内歩行は可能となり退院に至った。

うっ血を解除する際には、常に低心拍出や血圧低下が出現するリスクを伴う。超重症心不全では、治療の第一手で血行動態を破綻させると、その回復は容易ではない。「失敗しない戦い方」を脚本として複数持ち合わせるとよい。➡p.59 第五章参照

① **ACS** ➡ 緊急CAG/再灌流療法
② **急性AR/MR(含IE)** ➡ 緊急弁修復術
③ **急性心筋炎** ➡ 先が読めずCCU管理
④ **重症AS** ➡ 急速な減負荷を避ける
⑤ **肺高血圧/PE** ➡ Wet気味に管理
⑥ **収縮性/拘束性病態** ➡ Wet気味に管理
タンポナーデは心膜穿刺

超急性期で見逃さない6つの基礎心疾患

➡p.67 第六章参照

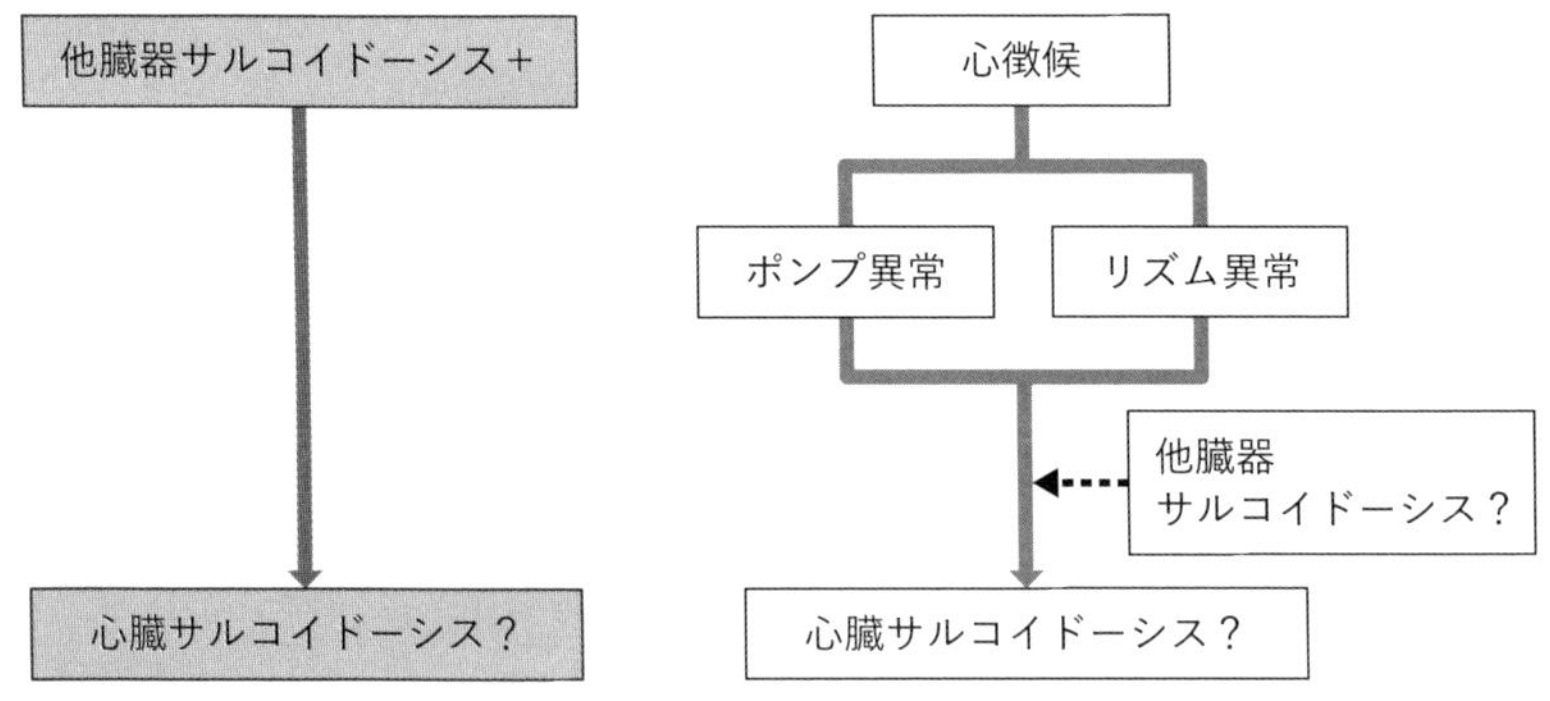

心臓サルコイドーシスへの2つの診断プロセス

➡p.71 第六章参照

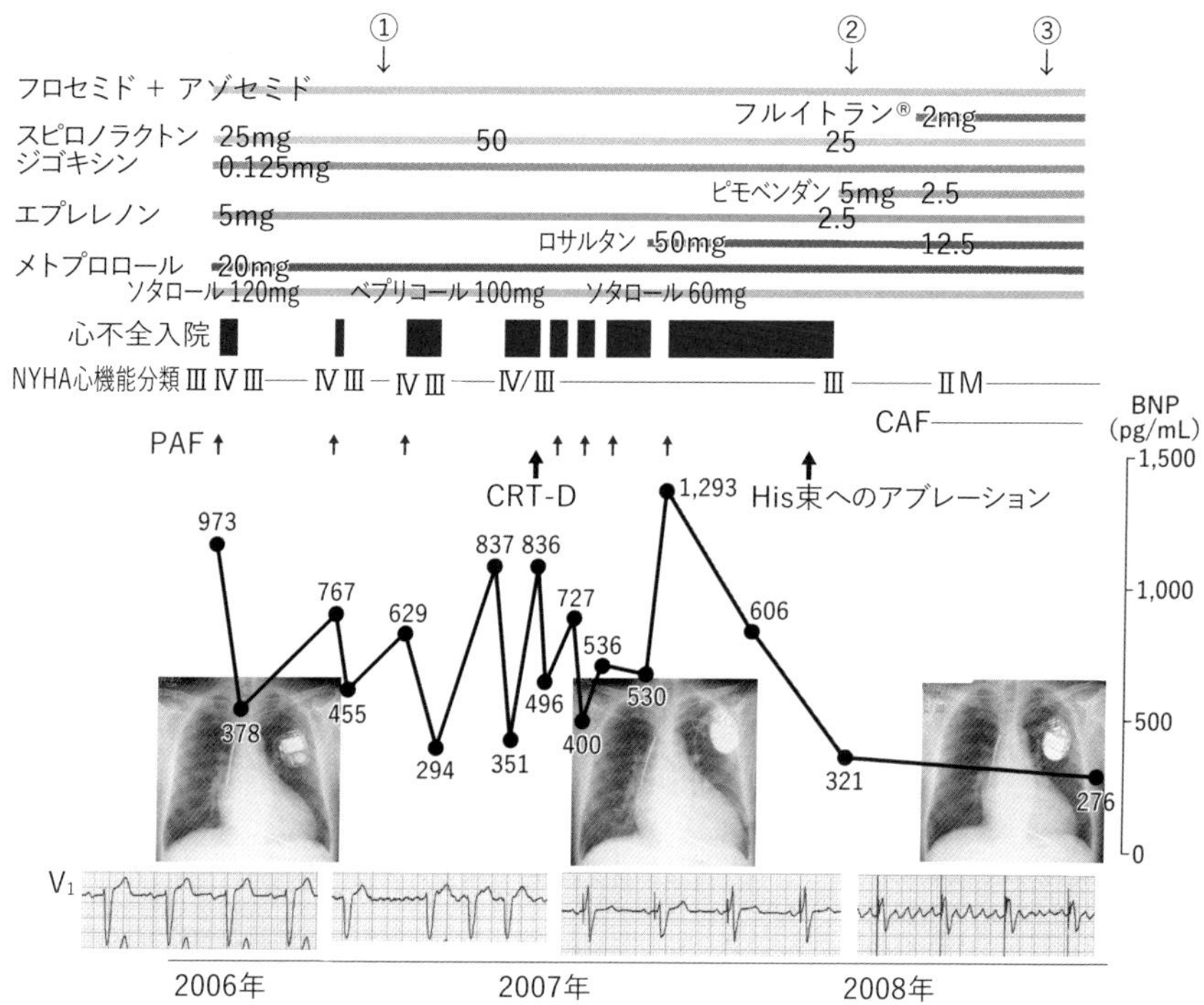

症例経過で理解する⑥
［60歳代男性（拡張型心筋症）］

① 至適薬物治療とCRTでも心不全入院を繰り返し、入院期間も徐々に伸びていた終末期心不全例。
② 心不全入院時に一過性心房細動（PAF）がみられたが、左房径と心不全重症度より肺静脈アブレーションの適応にないと判断され、His束アブレーションを施行した。
③ 心房細動は間もなく慢性化（CAF）したが、その後数年間にわたり心不全入院が生じなかった。

心房細動の出現と心不全増悪に因果関係が推定されたが、心房細動は残存しながらも、ペーシングによるリズム固定により心不全イベントが回避された。余力のない心臓にとっては、洞調律からAFへの突然の状況変化がイベント発生につながるため、その回避が治療介入点となりうる。➡p.75 第六章参照

略語一覧

	略語	正式名称
A	ACE	アンジオテンシン変換酵素(angiotensin converting enzyme)
	ACS	急性冠症候群(acute coronary syndrome)
	ALT	アラニンアミノトランスフェラーゼ(alanine aminotransferase)
	Ao	大動脈(aorta)
	AR	大動脈弁逆流(aortic regurgitation)
	ARB	アンジオテンシンII受容体遮断薬(angiotensin II receptor blocker)
	AS	大動脈弁狭窄(aortic stenosis)
	AST	アスパラギン酸アミノトランスフェラーゼ(aspartate aminotransferase)
	ASV	適応補助換気(adaptive support ventilation)
B	BNP	B型ナトリウム利尿ペプチド(B-type natriuretic peptide)
	BUN	血液尿素窒素(blood urea nitrogen)
C	CAF	慢性心房細動(chronic atrial fibrillation)
	CRP	C反応性蛋白(C-reactive protein)
	CRT	心臓再同期療法(cardiac resynchronization therapy)
	CRT-D	両室ペーシング機能付き植込み型除細動器 (cardiac resynchronization therapy defibrillator)
	CTR	心胸郭比(cardiothoracic ratio)
	CVP	中心静脈圧(central venous pressure)
E	EMS	電気的筋肉刺激(electric muscle stimulation)
H	HFpEF	heart failure with preserved ejection fraction
	HFrEF	heart failure with reduced ejection fraction
I	IABP	大動脈内バルーンパンピング(intra aortic balloon pumping)
	IE	感染性心内膜炎(infective endocarditis)
	IVC	下大静脈(inferior vena cava)
L	LOS	低心拍出量症候群(low cardiac output syndrome)
	LV	左室(left ventricle)
	LVDd	左室拡張末期径(left ventricular end-diastolic diameter)
	LVEF	左室駆出率(left ventricular ejection fraction)
M	MR	僧帽弁逆流(mitral regurgitation)
	MRA	アルドステロン拮抗薬(mineralocorticoid receptor antagonism)
P	PA	肺動脈(pulmonary artery)
	PAF	発作性心房細動(paroxysmal atrial fibrillation)
	PCWP	肺毛細管楔入圧(pulmonary capillary wedge pressure)
	PDE	ホスホジエステラーゼ(phosphodiesterase)

	略語	正式名称
P	PE	肺血栓塞栓症(pulmonary embolism)
	PG	平均大動脈弁圧較差(pressure gradient)
	PR	肺動脈弁逆流(pulmonicregurgitation)
	PRPG	肺動脈弁逆流圧較差(pulmonary regurgitation pressure gradient)
	PT-INR	プロトロンビン時間国際標準比 (prothrombin time-international normalized ratio)
R	RA	右房(right atrium)
	RV	右室(right ventricle)
	RVEF	右室駆出率(right ventricular ejection fraction)
S	SvO_2	混合静脈血酸素飽和度(mixed venous oxygen saturation)
T	TPG	経肺圧較差(transpulmonary pressure gradient)
	TR	三尖弁逆流(tricuspid regurgitation)
	TRPG	三尖弁逆流圧較差(transtricuspid pressure gradient)
	TTR	治療域内時間(time in therapeutic range)
V	VAD	心室補助人工心臓(ventricular assist device)
その他	γ-GTP	γ-グルタミルトランスペプチダーゼ(γ-glutamyl transpeptidase)

文献

1) **CONSENSUS(Cooperative North Scandinavian Enalapril Survival Study)**
CONSENSUS Trial Study Group：Effects of enalapril on mortality in severe congestive heart failure. Results of the Cooperative North Scandinavian Enalapril Survival Study (CONSENSUS). N Engl J Med 316：1429-1435, 1987.

2) **PROMISE(Prospective Multicenter Imaging Study for Evaluation of Chest Pain)** Packer M, Carver JR, Rodeheffer RJ, et al：Effect of oral milrinone on mortality in severe chronic heart failure. The PROMISE Study Research Group. N Engl J Med 325：1468-1475, 1991.

3) **RALES(Randomized Aldactone Evaluation Study)**
Pitt B, Zannad F, Remme WJ, et al：The effect of spironolactone on morbidity and mortality in patient. N Engl J Med 341：709-717, 1999.

4) **DIG(Digitalis Investigation Group)**
Digitalis Investigation Group：The effect of digoxin on mortality and morbidity in patients with heart failure. N Engl J Med 336：525-533, 1997.

5) Ambrosy AP, Pang PS, Khan S, et al：Clinical course and predictive value of congestion during hospitalization in patients admitted for worsening signs and symptoms of heart failure with reduced ejection fraction: findings from the EVEREST trial. Eur Heart J 34：835-843, 2013.

6) Ferreira JP, Santos M, Almeida S, et al：Tailoring diuretic therapy in acute heart failure: insight into early diuretic response predictors. Clin Res Cardiol 102:745-753, 2013.

7) Joffe SW, Phillips RA：Treating hypertension in patients with left ventricular dysfunction: hitting the fairway and avoiding the rough. Curr Heart Fail Rep 10:157-164, 2013.

8) Mebazaa A, Gheorghiade M, Piña IL, et al：Practical recommendations for prehospital and early in-hospital management of patients presenting with acute heart failure syndromes. Crit Care Med 36(1 Suppl)：S129-S139, 2008.

心不全管理をアートする
脚本はどう作るのか

2017年10月1日　第1版第1刷発行

■著　者　猪又孝元　いのまた　たかゆき

■発行者　鳥羽清治

■発行所　株式会社メジカルビュー社
〒162-0845　東京都新宿区市谷本村町2-30
電話　03（5228）2050（代表）
ホームページ http://www.medicalview.co.jp/

営業部　FAX 03（5228）2059
E-mail　eigyo@medicalview.co.jp

編集部　FAX 03（5228）2062
E-mail　ed@medicalview.co.jp

■印刷所　株式会社加藤文明社

ISBN978-4-7583-1444-2 C3047